U0198749

THE
BAD FOOD
BIBLE

"坏"食物真的坏吗？

[美] 阿伦·卡罗尔 _著
（Aaron Carroll）

王晋 _译

中信出版集团 | 北京

图书在版编目（CIP）数据

"坏"食物真的坏吗？ / （美）阿伦·卡罗尔著；
王晋译. -- 北京：中信出版社，2019.10
书名原文：The Bad Food Bible
ISBN 978-7-5217-0994-0

I.①坏… II.①阿… ②王… III.①食品营养－普
及读物 IV.①R151.3-49

中国版本图书馆CIP数据核字（2019）第197240号

"坏"食物真的坏吗？

著　　者：[美] 阿伦·卡罗尔
译　　者：王晋
出版发行：中信出版集团股份有限公司
　　　　　（北京市朝阳区惠新东街甲4号富盛大厦2座　邮编　100029）
承 印 者：北京通州皇家印刷厂

开　　本：787mm×1092mm　1/32　　　印　　张：9.75　　　字　　数：132千字
版　　次：2019年10月第1版　　　　　印　　次：2019年10月第1次印刷
京权图字：01-2018-8774　　　　　　　广告经营许可证：京朝工商广字第8087号
书　　号：ISBN 978-7-5217-0994-0
定　　价：49.00元

献给艾梅

因为她几乎没有得到足够的信任

她让我生活中的一切变得更美好

甚至包括我的饮食

序

那些单纯想吃点儿东西的人，通常只要按照我们祖先所习惯的饮食方式，享用一顿可口的饭菜，就能感到满足愉悦。现在对他们而言可谓艰难时期。如今，我们坐下来吃饭时总是提心吊胆，脑袋里总有个声音提醒自己：只吃好食物，小心坏食物。这种道德捆绑对我们选择食物的影响很大，以至于我们期望马上就来一场"起义"。事实上，它已经来了，那就是你们所阅读的这本书。这本书向饮食的道德感提出了挑战，让我们放心大胆地摄入某些超级好吃但让人有罪恶感的食物。

阿伦·卡罗尔博士并非不经思考就提出不同观点的人。作为一位深思熟虑的儿科主任医师，他只是为了学习如何更好地为患者提供建议以及如何改善自己的饮食而涉足营养学领域。卡罗尔发现自己不可避免地陷入了令人眼花缭乱的专家意见之中，他们对饮食抱持完全不同的意见，说起话来颇具沉重的、评判的意味。无须进行民意调查，我们也知道美国人不想再因为自己对食物的选择而感到内疚和困惑了，卡罗尔的想法也是一样。他在努力钻研营养学领域的过程中，采取了一种令人耳目一新且严谨的科学方法。

也就是说，卡罗尔费了一番苦功夫才得出了别出心裁的观点。他钻研了大量的科学文献，更重要的是，他权衡并辨别了这些文献中哪些应该被优先考虑。这是一项远超出你想象的罕见而勇敢的壮举。

在过去的50年里，营养学领域最大的一个问题就是所有数据（不管好坏强弱）都被搅入了一个不加甄别的大锅中。所谓的观察性研究只能显示关联性，但来自此类研究的证据被视为与随机对照试验得到的更严格的数据地位相同。正如卡罗尔解释的那样，只有后者才能证明因果关系，也只有后者才有理由被用于指导全民营养建议。然而，健康专家已经远远偏离了这条狭窄的道路。

像大多数事情一样，这种数据的同质化起初是出于良好的意图。我们很难弄清楚饮食习惯和生活习惯是否会在数十年后引发疾病或死亡，鉴于此，我们都知道营养学长期以来一直是一门很难的学科。营养学始于20世纪50年代，虽然这一时期缺乏更多的数据，但过去几十年来因心血管疾病而死亡的人数上升还是迫使专家就防病饮食给出一些说法。他们确实这样做了，却是基于一些不成熟的研究结论做出的，结果早期的许多建议都是错的。

卡罗尔写道："科学家和医生经常存在证据不足就行事的过失，也就是在没有充足事实佐证的情况下提出建议。大多数时候，他们都试图做正确的事；但在某些情况下，他们的努力可能会适得其反。"

卡罗尔认为，这就是"医学领域不可告人的小秘密"。

卡罗尔在这本书的前几章中讨论了有关黄油、肉、蛋和盐的严重错误。作为传统饮食智慧长久以来坚如磐石的支柱，这些错误近年来已经部分或完全被推翻。直到2015年美国卫生部门才取消了膳食胆固醇的摄入上限，几十年来我们少吃鸡蛋和贝类的原因就在于这一限制。过去5年的时间里，世界各地的研究人员一直在质疑我们长期以来持有的"对盐的摄入量越低越好"的看法，也质疑我们少吃肉类和黄油的做法是否基于可靠的证据。事实证明，对于所有这些方面的问题，科学都未有定论。

凭借引人入胜的细节，卡罗尔还解决了近期有关转基因生物、有机食品、无糖汽水、麸质、酒等的争议。虽然营养

学在这些领域都取得了重大进展，但过去的习惯依然存在，
许多健康专家仍在不加区分地将硬数据整理成软数据。作为
一位热情似火、魅力无限的向导，卡罗尔给我们讲了很多有
关他及其家人饮食习惯的有趣故事，但一讲到科学，他就毫
不妥协。针对有争议的话题，卡罗尔仔细权衡证据，用数据
说话，即使得出的结论不合时宜或不受欢迎也在所不惜。

以无糖汽水为例，卡罗尔写道："我认为偶尔让孩子喝
一瓶无糖汽水不会让我成为一个怪物，但显然有些人不是这
样认为的。"更重要的是，与汽水相比，人们似乎更反对无
糖。然而，卡罗尔指出：比起糖的危害，我们对人工甜味剂
的了解更少，而且偶尔喝一瓶无糖汽水是不会致死的。

这只是卡罗尔憎恶的一个制造恐慌的例子。这种对某
些食物的妖魔化是由倡议组织和专家鼓吹的，很容易让普通
人受到这些糟糕的饮食建议的影响。食物恐惧症让人们不知
所措，他们甚至都不知道逛超市时该走哪条通道了。这种不
确定性催生了一种文化，使意识形态、行业骗局和司空见惯
的诈骗行为蓬勃发展，导致各种各样的饮食更多地基于渴望
和热情而建立，甚至是为了摆脱罪恶感，而非具备营养学
基础。

卡罗尔将这本书称为"食物圣经"，但他唯一的"布
道"就是对人有益的、守旧的科学，所以这一点也许具有讽

刺意味。不过，他的终极目标不是让我们基于信仰来选择饮食，而是让我们吃真正的食物——我们祖先承认的食物。另外，如果你愿意的话，偶尔还可以喝一杯无糖汽水，不需要内疚。

"吃是人生最大的乐趣之一，不要让别人用错误的信息或伪科学来剥夺你享受美食的乐趣。"卡罗尔说。对此，我深表认同。

尼娜·泰肖尔茨 [①]

---

① 尼娜·泰肖尔茨，调查记者，著有《纽约时报》畅销书《关于脂肪的大意外》(The Big Fat Surprise)。《关于脂肪的大意外》一书被评为《经济学人》2014年最佳科学类图书，亦被《华尔街日报》《福布斯》《琼斯夫人》《图书馆杂志》誉为2014年度最佳图书。在涉足营养学领域之前，泰肖尔茨是美国全国公共广播电台（NPR）的记者，为很多杂志供稿，包括《华尔街日报》《纽约时报》《华盛顿邮报》《纽约客》《经济学人》等。泰肖尔茨曾就读于耶鲁大学和斯坦福大学，学习生物学并主攻美国研究。她拥有牛津大学硕士学位，曾任哥伦比亚大学全球化和可持续发展中心副主任，目前住在纽约市。

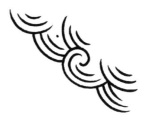

目　录

引　言

最近，一位老朋友来城里看我。他是一个美食爱好者，正好我和妻子也同样热爱美食，于是我和妻子请他一起去了一家不错的印第安纳州当地餐馆。点菜的时候，我发现自己面临一个极为寻常的两难选择：是该以"健康"为选择标准，还是选择看上去最好吃的菜？

幸好，我多少已练成解决此类两难问题的专家，所以我点了鲜嫩的牛里脊肉，事实证明这是我吃过的最上乘的牛排之一。我的妻子和朋友分别点了他们认为更健康的食物。虽然他们看起来并没有像我那样享受这顿饭，不过他们可以安慰自己，从长远来看这是"正确"的选择。

事实真的是这样吗？那要看你问谁了。

如今，不管是医生、营养师，还是减肥专家、私人教练，不管是博主，还是视频网站主播，这类自称专家的人似乎都对该吃什么及其原因有着截然不同的观点。这些观点也许出于善意，却带来了一波又一波打击我们的饮食建议。他们承诺会让我们越来越苗条，治愈我们的疾病（或是完全防患于未然），最终还能延年益寿。我们的饮食习惯应该像史前穴居人，我们应该绝对避免吃含麸质的食品，我们应该只吃有机食品；我们要么做一个素食主义者，要么做一个严格的素食主义者……这些建议先是把我们推向了一个方向，然后又把我们推向了相反的方向。结果呢，多半是我们仍在原地，但腰包瘪了，腰围却涨了。

你可能觉得很难搞清楚所有这些建议，或是很难从中做出选择，其实像你这样的人并不少。我是一名医生，也是一个研究人员，对分析饮食健康研究结果特别感兴趣。但即使是我，一想到对糙米有益、红肉有害这样看似简单的事都有种种不同的看法，也会觉得头昏脑涨。这就是我决定把写作重点放在饮食健康上的一个原因。此外，我也希望能够给病人一些建议，告诉他们健康的饮食是什么样的——当然，我也想身体力行。

这些关于食物的矛盾观点有一个共同之处，即相信有些食物会要人的命，或者至少是因为某些食物，我们才没有达到自己想要的体重。颇具讽刺意味的是，这种对待食物的态度源自早期一个恰恰相反的观点：有些食物可以让我们长生不老。实际上，最早的一些"专家建议"就是建立在"有些食物能够救命"这一观点的基础上的。

美国农业部支持的第一部膳食指南发布于1894年，它是时代的产物。19世纪末，与世界上其他国家相比，美国人吃的肉类和鱼类更多，摄入的热量也更多。即便如此，很多美国人仍然营养不良，佝偻病、维生素 B_1 缺乏病和维生素 C 缺乏症（俗称坏血病）这些由营养缺乏导致的疾病要比现在常见得多。因此，当时专家提出的饮食建议主要着眼于平衡饮食和饮食多样化，以克服这些缺陷。

不过，当时食物中各种成分与健康的关系还十分模糊。20世纪，科学家开始在实验室中研究如何鉴定各种维生素和矿物质时，这种情况才有所改观。他们更深入地了解了每种营养成分、维生素和矿物质与健康之间的关系。因为这些进展，世界各国的政府出台了各种政策和指南，鼓励人们摄取富含维生素 D、维生素 B 和维生素 C 等成分的食物。此举取得了一定的效果，佝偻病、维生素 B_1 缺乏病和维生素 C 缺乏症在发达国家几乎销声匿迹。

这些早期的成功让很多人觉得有些食物具有药用价值，但缺乏维生素时的饮食方法并不一定适用于其他疾病。完全不吃某些食物并不能保证治愈疾病,事实上,有时候反而可能有害。

今天,西方国家的"头号杀手"是心脏病。我们一直在努力制定能够缓解这一问题的膳食指南。例如,20世纪70年代,有些科学家认为我们摄入了太多的营养,特别是脂肪。膳食指南开始建议我们尽量减少脂肪及连带的肉类的食用量。我们被告知这些食物会要了我们的命。

这在当时似乎是明智的建议,但如今这些膳食指南已经实施了几十年,看起来情况变得更糟了。当人们把脂肪和肉类排除在饮食之外时,他们必须吃别的东西。对于20世纪末的人们来说,这意味着转为吃更多的谷物和其他碳水化合物。结果并不怎么乐观,肥胖率急剧上升,糖尿病和心脏病的发病率也是如此。

事实证明,肉类和脂肪从来都不像研究人员和卫生保健专业人士所认为的那么危险,至少不像许多专家声称的那么危险。胆固醇也是一样。不过,我们虽然已经注意到这些事实,却发现其他食物又成了众矢之的。今天,我们的焦点放在了新的"危险"食物上,包括麸质、转基因生物和人工甜味剂。其实,这些东西并不像你所想的那么危险,却挡不住医学专家和非专业人士将其妖魔化。

这些做法及其反响都指向了饮食健康领域的一个我们不

愿意承认的事实：科学家和医生经常存在证据不足就行事的过失，也就是在没有充足事实佐证的情况下提出建议。大多数时候，他们都试图做正确的事；但在某些情况下，他们的努力可能会适得其反。

医学领域不可告人的小秘密

婴儿会呕吐，还挺频繁。当呕吐变成问题——引发疼痛或影响体重时，他们的父母经常会带他们去看医生。如果呕吐真的很严重，像我这样的儿科医生就会给它一个花哨的名字：胃食管反流。

医生都喜欢解决问题，所以儿科医生可能会推荐许多干预措施以治疗婴儿的胃食管反流。这些建议大多与营养有关。比如，我们可能会建议父母把食物做得稠一些或换一种配方奶粉。如果这些方法不起作用，我们就会建议他们把婴儿放在婴儿座椅上，给婴儿一个安抚奶嘴或是让婴儿睡在楔形枕上。

事实上，这些治疗都没有什么效果，但最后一种也许治疗效果最差。楔形枕由泡沫制成，大约两英尺①长，一端高

---

① 1英尺≈0.3米。——编者注

一端低，高的一端大约比低的一端高出一英尺。在我还是住院医师的时候，我所在的医院按照患者的要求为其制作楔形枕。医院做了一大堆楔形枕，每个收费约150美元。医疗保险费用并不涵盖这部分支出，但许多父母认为孩子的健康受到了威胁，所以不管怎么样都会出钱。

我不太相信这些楔形枕值得购买，所以开始在医学文献中寻找证据，结果什么都没有找到。当我向医生提出质疑时，我会得到各种各样的答复，以此证明睡在楔形枕上的孩子好转了。医生和他们认识的其他人对此深信不疑。父母不介意购买，楔形枕用起来也很方便，有什么不好的呢?

我的那些支持使用楔形枕的同事说，使用楔形枕后婴儿的呕吐症状有所好转，他们说的并没有错，但这是因为患有胃食管反流的婴儿并不是一直都在呕吐。

婴儿因为吃的都是液体食物而呕吐。此外，他们的食管下括约肌还未发育成熟，不能完全把食管和胃分割开来，因此胃酸会以错误的方式流经消化管。婴儿每隔几个小时就吃一次，他们的胃还很小。许多婴儿都有胃食管反流的症状。大约95%患有胃食管反流的婴儿会自行康复，因此，我们所做的任何事情，不管是喂较稠的食物、换配方奶粉，还是把他们放在楔形枕上，都没有任何区别。楔形枕看似有效果，其实症状的改善是因为随着时间的推移，婴儿能坐起来然后学会走路了，也开始吃固体食物了。

这种表面上的成功足以让许多医生相信楔形枕是有效的。因为用楔形枕的婴儿都好转了，所以他们认为楔形枕起了作用。医生并没有忽视证据，只是他们利用的并不是什么值得相信的证据。

然而，这些医生忽视了楔形枕的许多缺点。父母往往很讨厌这个东西，因为带着它很不方便，但如果婴儿在出门打盹时没用这种枕头，很多父母就会很担心婴儿呕吐。这意味着他们必须多买几个楔形枕，放在婴儿可能会待很长时间的其他地方，比如托儿所或爷爷奶奶家。有些婴儿不喜欢睡在楔形枕上，因此晚上哭闹得很厉害。看起来楔形枕多半会让父母和婴儿受苦，还会花很多钱，所以实际上楔形枕并没有什么好处。

我下定决心要把这个问题弄清楚，所以空闲时（我当住院医师时的空闲时间并不多）进一步深入研究，更彻底地搜寻了医学文献，以确保我没有遗漏任何信息。我回顾了2 500多项研究，从中甄别了35项，以讨论这些非药物和非手术疗法在治疗婴儿胃食管反流中的应用。

最终，有10项随机对照试验①符合我的标准。这10项试

————————————

① 我保证稍后会解释这些名词，请先读下去吧。

验证明,我上面提到的所有疗法似乎都行不通。我写了一篇相关论文,这是我第一篇正式发表的论文,也是我成为一名医学研究人员的第一步。

让我吃惊的是,我的文章不仅顺利发表了,还被广泛阅读。迄今为止,这仍是我被引用量最高的论文之一。这并不是因为这篇文章有多创新,而是因为它系统性地整理并解释了一个常见问题背后的研究,而且很有用。可叹的是,健康专家在这一点上做得根本不够。

这就是医学领域不可告人的小秘密:作为医生,我们所做的大部分都是"最佳猜测"。我们所给出的建议,很少经过科学证明或者基于我们绝对肯定的医学共识而得出。更令人不安的是,即使证据确凿,我们也往往会忽略它。这篇关于楔形枕的论文让我第一次看到了这个令人伤心的事实,随着岁月的流逝,我越来越感到沮丧,也更坚定了自己将其公之于众的决心。

问题的根源在于,并非所有的研究都是平等的,大家多多少少都知道这一点。你有多少次在新闻中听到某个奇迹般的进步,但几年后发现它并没有什么结果?有多少种维生素被看作延长寿命、增加肌肉或减轻体重的关键?然而,多年以后,它们不再流行,我们又锁定了下一个吸引人眼球的东西。

　　面对这些阻碍我们做出良好健康决策的东西，我感到非常沮丧，所以我决定好好利用自己的时间，努力让医生和医疗保健系统做出正确的、有依据的事，而不是试图让患者去做医生"认为"可能对的事。这就是我最后在印第安纳大学医学院工作的原因。现在，我是一名医疗卫生服务研究员，并负责学校的卫生政策和专业研究中心。

　　在过去的几年里，我有幸为《纽约时报》撰写专栏文章。这些文章重视数据、证据和研究，旨在向读者解释这些东西与健康和卫生政策有什么关系。我的许多专栏文章都与营养学有关，事实上这些是我最受欢迎的专栏文章。随着我在这个领域的成果越来越多，以及我认识到食物可能是进入健康研究领域的一个重要但往往显得枯燥的最佳切入主题，这本书也就应运而生。

　　人们非常渴望了解有关饮食健康的科学证据，而我乐于为他们提供这些证据。我愿意拆解复杂的研究，告诉大家就"我们应该吃什么"这个问题科学界抱持的是什么样的看法。在这个过程中，我通常会打破一些人们认为神圣不可侵犯的观念，但好处在于通过揭穿拙劣的饮食建议，我为好的消息扫清了道路。

　　这本书伊始，我既有一个好消息，也有一个坏消息。坏消息是你可能过于担心你吃的某些食物，同时对其他一些食物又过于乐观了。好消息是这本书会为你提供解决方案。

在这本书中，我将告诉你如何更好地理解营养问题，如何不那么担心你所听说的有关食物的林林总总，特别是那些让你远离某些"对你不利"的成分的警告，我要说的就是这些。

正如人们在20世纪70年代抵制脂肪一样，当我们告诉人们完全不要吃某些食物时，他们的健康状况通常都会受到损害。事实上，你能在超市里找到的几乎所有食物都不会要你的命，除非它变质了或是你吃得实在太多了。当然，有些人会对某些食物过敏，抑或身体状况要求他们限制某些食物的摄入量。不过，除非医生出于这些原因告诉你不要摄入某些特定的成分，否则我们的口号应该是适度，而非禁食。

如果我希望你从这本书中得到一条信息，那就是你可以随便享受几乎所有美食，包括最让你有罪恶感的食物，你也不用担心它会对你的健康产生负面影响。比吃什么更重要的是饮食方式，尤其是饮食的频率和饮用量。任何想要左右你的想法的人，依靠的都可能是错误或不完整的信息。

接下来我将阐述一些经验法则，告诉你如何与那些所谓的最不健康的食物建立健康的关系。不过，要想知道我是如何得出这些结论的，你需要知道应该关注哪种证据，以及可以忽略哪种证据。

如何评价一项科学研究

当你读到一篇关于饮食健康的新研究文章时，首先要记住人是非常复杂的动物。我们吃某些食物或做某些事情的原因，远比大多数（如果不是全部）其他生物复杂。人肯定比试管中离体的细胞或培养物复杂得多。因此，对于任何只涉及实验室中的化学物质或动物的研究，我们都应该持保留态度。我并不是说这种研究本身就是错误的。我只是说，我们需要用真实的人体重复和研究它，才能认定它确实适用于人。

当研究中使用小鼠或大鼠等动物时，情况尤为如此。用小动物做研究在营养学领域很常见，但事实一次又一次地证明这种研究存在缺陷，有时候是因为对老鼠饮食方式的研究结论并不完全适用于人类，有时候是因为这样的研究在很短的时间内使用了大量的食物，这也不一定能模拟人类的行为。有些小鼠研究中使用的动物数量极少，有的使用基因上非常相似的动物，又或者不用雌性小鼠。（在研究小鼠时，研究者希望能够控制尽可能多的变量，他们也希望小鼠们尽可能相似，不想为激素造成的差异甚至母鼠怀孕而担心，因此在试验中不用雌性小鼠往往容易一些。这是一条科学上的捷径，但会削弱此类研究对人类的影响力。）

底线是，我们应该怀疑任何仅基于对化学物质或动物的研究得出的饮食建议。但这还远远不够，要对人类健康做出断言，我们需要的是人体研究。

即使是人体研究，也分不同的等级。我们要考虑其严谨性和可信度，从而确定应该更加信任哪些研究，同时完全忽略哪类科学"证据"。

最低级别的研究就是逸事，也就是一个故事。例如："我的曾祖母每天早上吃一汤匙塔巴斯科辣酱，她活到了将近100岁。"我们总能听到这样的故事，可能是我们自己或别人的故事，但无论如何这只是一个案例。除了少数例外，逸事没有任何科学价值。

级别在逸事之上的是案例系列，即一系列的奇闻逸事。这些对少量案例的描述，没有经过统计检验确定各个因素之间是否真的有关系，研究人员也无法确信这些关系。想象一下，如果读到一篇论文，说有10个人每天吃一汤匙塔巴斯科辣酱，碰巧身体都非常健康，这就是一个案例系列。一直以来，我都怀疑案例系列是研究人员自己发明的，他们只是想让逸事听起来更加正式而已。对待案例系列，就应该像对待个别的故事一样不屑一顾。

接下来是我们要认真对待的第一种研究，即横断面研究①。这类研究通常在某个时间点随机观察一组人，以确定一个因素与另一个因素之间可能有何种关系。每当你读到或听说在一项调查中研究了多少人做了某件事时，比如每天吃一汤匙塔巴斯科辣酱，这就是一项横断面研究。这类研究可以表明不同人做同一件事的情况，比如有多少人吃肉，或者有多少年轻人在遵循某种节食方法，仅此而已。

　　下一个级别是病例对照研究。在这种类型的研究中，科学家招募了一群患有特定疾病的人（病例），同时招募了另一群未患此种疾病但其他条件相近的人（对照组）——他们也许有着相同的年龄、性别和处于相同的地理位置。然后，研究者使用统计学工具来考察患有特定疾病的人与未患病的对照组有何区别。试着想象一下，我们聚集了一群罹患胃癌的人和另一群未患此病的人。我们询问两组受试者他们是否摄入塔巴斯科辣酱，如果有的话，摄入频率有多高。然后我们分析结果。这就是一项病例对照研究。像这样的研究要比我们之前讨论过的那些研究好，但是它们也要承担回忆偏倚的风险。当人们回忆过去发生的事情时，对于那些让自己不舒服的事，他们很可能是以与其他事不同的方式来记忆的。

———————————

① 横断面研究（cross-sectional study）：又称横向研究、现况研究。——编者注

这种回忆偏倚在健康研究中频繁出现,包括膳食研究。与那些健康的人相比,那些患有罕见疾病的人更容易报告称自己摄入了特定的食物,尤其是当他们听说那些食物有害时。

比横断面研究更好的是队列研究,即追踪观察一群人(一个队列),目的是判断不同因素对他们有什么不同影响。比如,某些食物是如何让他们增加体重或感染疾病的。在上面塔巴斯科辣酱的例子中,我们可能需要每天追踪受试者中哪些人每天吃一汤匙塔巴斯科辣酱,等一段时间后看他们当中出现了什么健康模式,然后尝试将这些模式与他们摄入的塔巴斯科辣酱联系在一起。队列研究要么是回顾性研究(研究人员招募受试者,评估过去发生在他们身上的事情),要么是前瞻性研究(研究人员招募受试者,评估将来会发生在他们身上的事情)。绝大多数情况下,此类研究比病例对照研究要好,不易受回忆偏倚的影响,但仍然不够完善。

我上面讨论的所有研究都属于观察性研究,这类研究只能建立不同变量之间的联系(相关性),不能证明一件事导致了另一件事。比如,它可以告诉我们,摄入塔巴斯科辣酱的人更可能超重,但这并不意味着塔巴斯科辣酱一定会导致体重增加,可能还有其他影响因素。也许摄入塔巴斯科辣酱的人也会吃很多肉，这才是他们变胖的原因。①

错把相关性当作因果关系是健康研究报告最普遍的问题之一，当然包括饮食健康研究在内。通常情况下，媒体都会锁定一项观察性研究，将某种食物与某个健康问题联系起来，然后声称是食物引发健康问题。仅凭观察性研究根本无法证明这一点。

为了证明存在因果关系而非简单的相关性，我们需要的是实验性研究。在此类研究中，我们招募一些受试者，将他们分组。一些人得到一种东西（比如一种药或一种饮食方式），其余人得到另一种。在一项理想的研究中，研究人员采用随机的方式分组，因此研究所涉及的任何人都无法控制受试者获得哪种干预。这样的话，研究人员就可以确定他们在两组之间看到的任何差异都是由他们正在研究的因素造成的，而不是由其他因素造成的。此外，在研究中最好向对照组提供安慰剂。这样一来，受试者和研究人员都不知道将会发生什么，也不会无意中影响结果。这种实验性研究被称为随机对照试验，也是研究的最高等级。

如果要确定饮食对人类健康的影响，随机对照试验就是金标准，它远高于观察性研究。原因是随机对照试验几乎是

---

① 顺便说一下，这并非事实。

唯一可以确定因果关系的研究，也就是可以始终如一地证明一件事导致了另一件事。

随机对照试验非常罕见。我们不难理解其中的原因：要做随机对照试验，研究人员必须妥善地招募很多人，弄清楚该做什么，进行研究时还要在一段时间内跟踪调查每位受试者，测量结果，然后进行分析。在我的职业生涯中，我曾做过几次随机对照试验，这种试验的花费可高达数百万美元，而且它们很难操作。

因为随机对照试验很难实现，所以我们了解的有关饮食健康的一切几乎都基于有缺陷的小型观察性研究。我们从中得出的结论非常有限，但研究人员和媒体通常会夸大研究结果。不仅最近的研究是这样，以前的研究也没有摆脱这种情况——我们目前信以为真的大多数结果都以此为基础。

幸运的是，虽然好的研究很难完成，但研究人员有办法使其影响最大化。我们可以进行系统性回顾，收集好的研究并加以总结。我们也可以进行元分析（也称荟萃分析），常用的方法是整理研究（主要是随机对照试验），尽最大可能合并数据，然后加以分析，就好比这是一项巨大的研究。

每当我讨论研究的时候，都会尝试引用元分析和系统性回顾，在这本书中我也尽可能地坚持这一标准。我谈论的重点并不是个别研究，而是一系列研究。如果我一定要引用个别研究，我就会尽量选择随机对照试验或大型队列研究，尽量将它们放在医学文献的背景中讨论。比起在老鼠身上进行的研究，我更倾向于选择人体研究；比起过程测量（比如高血压或胆固醇水平），我更倾向于分析实际结果（如心脏病发作或死亡）。过程测量与我们真正关心的结果有关，甚至可能是导致那些结果的元凶，但它们提供的信息并不像结果本身那样可靠，可能存在缺陷。

在这本书中，我会谈到质量较差的研究往往引导我们做出糟糕的营养决策，同时指出好的研究常被忽略。因为在影响健康成年人方面，大多数已有的饮食健康研究从根本上讲是有限的，所以我揭开了许多关于"坏"食物的迷思，并进一步带来了很多好消息，事关你喜欢吃但认为不能吃的食物。

营养学的局限

2015年《营养学期刊》上发表的一项研究，很快就被大众媒体转发。据许多新闻报道称，研究证明蜂蜜并不比蔗糖（即通常说的糖）健康，而高果糖玉米糖浆与蔗糖相比也没有那么不健康。

这些新闻使甜味剂的支持者和反对者都震惊了。在此之前，很多人一直相信蜂蜜等天然甜味剂要比高果糖玉米糖浆等人工甜味剂好，尤其是担心自己患上糖尿病的人。

但是，如果你仔细阅读这些媒体报道以及那项被质疑的科学研究，你可能会注意到研究人员的方法有些特别。该研究仅涉及55个人，受试者只食用了三种甜味剂，而且只被追踪研究了两周。此外，研究人员还关注了诸如胰岛素水平等方面的指标，这些实验室数据很难转化为体重和疾病等人们通常能够理解的概念。

事实上，这是一项历时很短的小试验，并未注重实际的健康结果。但是，如果你只读了那些大肆宣称蜂蜜、糖和玉米糖浆具有同等的健康价值的头条新闻，你就不会知道这一点。

健康研究即使站得住脚，也常常被误解。上面说的研究是一项随机对照试验，所以十分可靠，也是我们能找到的有力研究之一。但是，媒体夸大了研究结果，使得不懂科学研究的公众很容易被媒体报道的表面所蒙蔽。

然而，公众缺乏对饮食健康的理解，不应该全怪记者和消费者。营养学本身也常常存在根本上的缺陷，不幸的是，这种状况还没有改善的迹象。

其中一个问题是像这样的临床试验往往范围很小。2011年有一篇系统综述文章生动地说明了这一点。这篇文章鉴别了53项研究甜味剂对受试者健康影响的随机对照试验。听起来好像是很多研究，但其中只有13项持续了一周以上，并且涉及至少10名受试者（没错儿，就是10名）。根据衡量试验质量的标准量表①，这13项试验中有10项得分都是倒数第二的。没有一项试验能做到充分避免受试者得知自己到底摄入了哪种甜味剂，而且最长的试验也就持续了10个星期。

　　想一想，这是现有的能够告诉我们甜味剂对健康有何影响的所有证据。正是基于这些试验，文章、书籍、电视节目和杂志宣称"蜂蜜是健康的"或"高果糖玉米糖浆对健康有害"。具有讽刺意味的是，这篇综述甚至没有发现高果糖玉米糖浆对健康有害的证据。研究人员没有发现高果糖玉米糖浆的危害，却发现了低热量甜味剂的某些潜在好处，但很多人依然站在对立面，不认同低热量甜味剂有好处。

　　即使研究人员设法完成了质量更高的饮食健康研究，我们也往往不能很好地做出解释。例如，2015年《营养学前沿》杂志发表了一项研究，综合了8项不同的元分析，旨在说明果糖摄入量对患心脏病或代谢性疾病（如糖尿病）风险的影响。研究发现，在这些试验中给予受试者的平均果糖剂量是

① 这里所说的是杰达德量表（Jadad Scale，亦称牛津评分系统），用来评价随机对照试验的质量，采取0—5分积分法，0分最低，5分最高。文中的10项试验得分为1，并不好。

美国人均摄入量的两三倍。因此,即使研究人员发现了积极的结果,这些发现的帮助也不会太大,因为试验中所用的剂量并不代表大多数人的摄入量。

我的目的不是专门批评甜味剂研究,而是为了突出营养学研究令人遗憾的普遍现状。对研究人员指手画脚很容易,指责他们没有用充足的证据说明食物如何影响我们的健康也很容易,但我们要记住做这种研究是非常难的。我们不得不依赖设计不佳的小型研究,是因为我们往往就只有这些。

一项又一项的研究表明,即使是那些试图减肥的人,也不能长期坚持某种饮食方法。相对来说,这些人的积极性很高,他们主动要求改变自己的饮食习惯。如果连他们都不能坚持某种饮食计划,我们怎么能指望那些没那么投入的受试者一连几个月都严格遵循指示呢?

研究人员很难找到长期保持某种饮食习惯的人来做研究,尤其因为人们开始某种新的饮食习惯时往往不会立即看到结果。如果他们认为某件事不起作用,就不太可能坚持下去。这会破坏饮食健康研究,或者至少严重限制这种研究。研究中的受试者可以随时获得各种食物,这也会影响饮食健康研究。人们只能从少数渠道获得药物;与此不同的是,人们可以在任何地方获得食物。更糟糕的是,他们通常不知道自己所吃的食物里含有什么。研究人员可以尝试让受试者用蜂蜜或高果糖玉米糖浆代替糖包，但现在许多加工食品中都被添加了甜味剂，包括意大利面酱、饼干和豆奶，所以几乎不可能像研究人员需要的那样长时间严格控制甜味剂的摄入量。

这些限制也解释了为什么一些最有力的营养学研究来自监狱或精神病院，研究人员在这类地方更容易控制受试者吃什么。我们都知道把囚犯或患者当作试验品存在道德问题，所以如今很少进行此类试验。

即使我们可以设计更好的研究并让更多人参与其中，公众最关心的结果——死亡和重大疾病——实际上也很难研究。为了检测这些结果的发生率能说明什么问题，研究人员必须研究大规模人群，同时避开某些特定的潜在受试者群体，比如老年人。（研究人员经常这样做，因为受试者死于年老会影响他们的研究结果的准确性。）因此，我们只能把注意力集中在我们认为与那些不良结果相关的事情上，大部分是过程测量，如葡萄糖或胰岛素水平。我们认为这些短期标志与更大的、更重要的健康结果有关，比如患糖尿病或死亡。不幸的是，过程测量的变化有时无法转化为可测量的健康变化。

最后，正如我在前文中提到的，能够让我们确定食品和健康之间关系的那种研究（有很多受试者参与的长期随机对照试验）极为昂贵。大多数想深入了解饮食健康的组织，都没有足够的预算来做此类研究。

　　就连很多食品公司也看不到饮食健康研究的巨大投资回报。它们不用证明产品是否健康就能将其卖出，那为什么还要费劲儿做研究呢？（做研究还有一种风险，那就是研究结果与预期相反。我前面讨论过的甜味剂研究发现，蜂蜜、糖和高果糖玉米糖浆健康程度均等。这项研究由美国国家蜂蜜委员会资助，我猜蜂蜜委员会看到这项研究结果时不会太高兴。）此外，即使食品行业出资赞助研究，人们往往也会持极大的怀疑态度来看待研究结果，研究就会成为食品行业的亏本买卖。

　　由于所有这些原因，关心食物选择对健康有何影响的人不得不主要依赖于短期的关于营养素和添加剂的小型试验，有时这些试验的设计还有缺陷。我们能做的就是给予研究结果应得的尊重，忽视我们可能会听到的任何夸大的言论，并尽可能地辨别这些研究。只有这样，我们才能教会自己和身边的人科学已经证明哪些食物会影响我们的健康，以及它们实际上会有什么样的影响。

　　这就是我写这本书的原因。

这本书的用处

　　这本书的目的是让你成为一个更负责任的消费者，不管是就食物本身还是就关于食物如何影响健康的最新研究而言。我想告诉你，你完全可以享受生活，别那么担心自己吃了什么，因为在很多情况下，你的恐惧可能是基于毫无科学根据的理论产生的。实际上，有时候这种毫无根据的焦虑可能会伤害你。至少，它会剥夺一些你本可以享受的快乐。

　　在这本书中，我会指出作为一个整体，我们什么时候参照了糟糕的研究成果，什么时候忽视了好的研究。阅读这本书时，请记住几条简单的基本规则：人体研究要胜过动物研究，前瞻性研究要胜过回顾性研究，随机对照试验几乎胜过其他一切——除了系统性回顾和元分析，它们可是"对研究的研究"。而一系列的随机对照试验几乎总是比任何一项单独的随机对照试验有力。

　　你越能摒弃对饮食健康的既定看法，就越能从这本书中获益。读完这本书后，请尽量保持这种怀疑精神。如果有人让你放弃你喜欢的食物，甚至可能是健康的食物，就要设法弄清楚他们说这些话的初衷，以及他们的论据是什么。如果你不理解他们的论据，或者其论据让人觉得很可疑，就要提出质疑。你有可能会比他们更接近真相。

　　批判性思维在这一过程中非常重要，因为关于饮食健康的证据良莠不齐，往往相互矛盾，这为"创造性地解释事实"留下了充足的空间。据估计，每年有数百万篇论文发表。如果你仔细查找，几乎总能找到一项研究或发现来支撑自己的观点。例如，如果你讨厌肉类，可以引用这样一项研究：来自动物蛋白的热量摄入每增加10%，死亡风险概率会提高2%；而来自植物蛋白的热量摄入每增加3%，死亡风险概率会下降10%。如果你喜欢吃肉，则可以引用这样一项研究：长期的素食会导致遗传变异，从而增加患心脏病和癌症的风险。换句话说，你是可以进行挑选的。这种有选择的推理解释了为什么这么多人声称他们的饮食健康观点是"经过科学证明的"，而且不会因此受罚。

　　没有什么比2013年的那项经典研究更能说明这一点了。它回顾了各种研究，这些研究的对象是从一本普通的烹饪书中随机抽取的50种常见成分。研究人员找到了264项不同的研究，共研究了40种成分。他们的结论是什么呢？那要看你观察的角度了。你可以找到证据说明，我们吃的几乎所有食物都与癌症的发病率有或强或弱的联系。

　　要克服病例对照研究和队列研究中的偏倚问题可能很难，研究人员通常无法从特定的数据集中获取所需的全部信息。举个例子，假设你正在研究吃肉和某个健康问题之间的关系。你的数据集仅包括研究对象在某段时间内是否吃肉，以及他们是否有这种健康问题。但是，吃肉的人也更有可能吸烟或酗酒，他们可能更贫困、体重更重，或来自有心脏病或癌症病史的家庭。除非数据集包含了所有这些方面的信息，否则你就无法在分析过程中掌控这些信息。你可能会得出这样的结论：肉类是导致这个健康问题的罪魁祸首，但实际原因其实是吸烟或家族病史。

这个问题比大多数人意识到的更严重。不健康的习惯似乎是纠缠在一起的。吃得不健康的人不太可能喜欢运动，饮酒过量的人更有可能吸烟，滥用药物的人更可能喝酒和吸烟。兜里有钱不会使你更健康，但有办法改变你的生活。一项过于简单化的研究可能会表明，富人比穷人更健康，并得出结论：购买股票和债券能让人们更健康。好一点儿的研究能够梳理出财富与健康的真实关系，以及我们可以直接提供哪些资源给人们，使他们更健康。

研究人员可以使用各种技术来解释容易混淆的因素，但这些分析方法十分复杂，而且可能本身就存在问题。这就解释了为什么不同的元分析会得出不同的结论。除非关联紧密且不易被误读，就像吸烟与肺癌的关系那样，否则你很难确定看到的结果是真的。

这些复杂性是健康研究的一个标志，阅读这本书时，你需要记住这一点。不过,有一个关于食物的简单事实也同样值得注意:很少有哪种成分绝对是"坏"的。食物本身很少是不健康的。更多的时候是我们吃了太多或太少某种食物,才会不利于健康。关键是我们应该弄清楚什么是多,什么是少。

让我明确一点:我写这本书并不是要告诉你某些食物和饮品大有好处,以至于你应该开始大量摄入。相反,我的目的是告诉你,传统上认为"坏"的食物并不一定真的坏。通过整理最具争议的食物的现有研究,我的目标是透过炒作和绝望的面纱,帮助你恢复对待饮食的理智。

就像19世纪末第一份膳食指南强调饮食应该多样化和保持平衡一样,这本书的目的是帮助你找到饮食平衡。如果这意味着要放弃许多关于饮食健康的文章所标榜的确定性,那就顺其自然吧。如果这意味着你可以偶尔放纵一下,那就更好了。

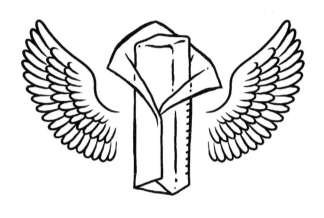

第 1 章

黄　油

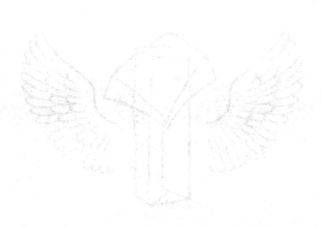

20世纪70年代，当我还是一个小孩子的时候，我们家最大的一个争论就是该往面包上抹什么。一方面，几个世纪以来黄油一直是美国人的主要食物之一，但当时专家开始倡导用人造黄油作为更健康的替代品。毕竟，黄油含有大量"不健康"的饱和脂肪酸。实际上，在当时普通西方人的厨房中，黄油比其他任何食物所含的饱和脂肪酸都多，但奶酪、奶油和其他乳制品（以及某些非乳制品）紧随其后。另一方面，人造黄油是在实验室中用"更健康"的植物油脂制成的，就是用大豆油或红花油中发现的不饱和脂肪酸制成的。

只有一个问题：植物油在室温下是液体。没有人想要吃湿答答的面包片。为了使人造黄油变成固体，食品科学家将植物油进行氢化，在这一过程中植物油与氢气混合，同时在

金属催化剂作用下接受加热加压处理。经氢化后,植物油在
室温下呈固态,而且至少在开始的时候市场调查非常成功。
许多人——甚至心脏病专家——都开始极力推荐人造黄油作
为"保持心脏健康"的产品来替代黄油。当时,人造黄油也
成为我们一家吃面包时的选择。

当然,今天我们知道氢化油的另外一种叫法是反式脂肪
酸。现在,我们知道它很可怕,对身体的危害甚至超过了饱
和脂肪酸。然而,因人造黄油引起的对黄油的抨击一直持续
到今天,还让人们抛弃了许多含有饱和脂肪酸的食物。

至少可以说,这种低脂热潮对我们健康的影响是可疑
的。事实证明,饱和脂肪酸的替代品(包括但不限于反式脂
肪酸)并不像我们被引导着去相信的那样好。还有另一个问
题,那些饱和脂肪酸真的对我们的身体极为有害吗?其实可
能并非如此。

反式脂肪酸的真相

到20世纪90年代,越来越多的证据表明摄入反式脂肪酸
是导致冠心病的重大风险因素。如今,研究人员发现反式脂
肪酸不仅会提高低密度脂蛋白(坏胆固醇,第3章中会更多
地提及)的水平,还会降低高密度脂蛋白(好胆固醇)的水

平。在提高低密度脂蛋白和降低高密度脂蛋白水平方面，反式脂肪酸的负面影响大约是饱和脂肪酸的两倍。不仅如此，反式脂肪酸还会提高甘油三酯水平，甘油三酯就是我们身体用来提供能量的脂肪，但也被认为与心血管疾病有关。

与许多其他营养学领域不同，还是有一些高质量的研究支持反式脂肪酸对健康有害的结论。2006年，《新英格兰医学杂志》发表了一篇较长的综述文章，开始为反式脂肪酸敲响丧钟。研究人员对截至2005年的12项关于反式脂肪酸的随机对照试验进行了元分析。他们发现，与摄入饱和脂肪酸或不饱和脂肪酸相比，摄入反式脂肪酸大大增加了导致冠心病的所有危险因素。反式脂肪酸似乎还增加了体内炎症的标志物，降低了细胞保持血管清洁的效率。以每卡路里[①]为准，反式脂肪酸在增加冠心病风险上超过了其他任何营养物质。[②]

在这本书中，我将论述我们听到的关于许多营养成分的可怕警告都是如何被夸大的，但这并不适用于反式脂肪酸，因为反对它的证据十分确凿。

---

① 卡路里（calorie）：常用的非法定计量单位，多用于计算食物热量。1卡路里≈4.2焦耳。——编者注
② 即使反式脂肪酸只贡献了总摄入热量的1%~3%，情况也是如此。队列研究发现，反式脂肪酸的摄入量每增加2%，发病率就相应增加23%。

　　支持这一结论的并非只有我一个人。近年来,人造反式脂肪酸几乎已经完全从美国人的饮食中消失了。在《新英格兰医学杂志》上的那项研究发表之前几个月,美国食品药品监督管理局规定,各公司必须明确标注它们生产的食品中含有多少反式脂肪酸。麦当劳和汉堡王等快餐零售商开始杜绝使用人造反式脂肪酸,并且消除肉类和奶酪中自然产生的少量反式脂肪酸。纽约市于2007年开始禁止餐馆在食物中使用反式脂肪酸,美国疾病控制与预防中心称,杜绝美国食品供应中的反式脂肪酸,每年可防止大约2万人突发心脏病,并防止7 000人死于心血管疾病。作为回应,美国食品药品监督管理局在联邦公报上发布了一份公告,宣布该机构认为反式脂肪酸不属于"一般认为安全"的范畴。人们和企业可以在一段时间内对其发表评论并提供意见,如果认为不应该行此禁令,可以提供相关证据。最后并没有任何个人和机构提供有说服力的证据,于是2015年美国食品药品监督管理局确定反式脂肪酸一般不被认为是安全的。

　　在黄油与人造黄油的争论中,我们家坚持食用黄油,这并不是黄油胜出的唯一"比赛"。对我们来说,饱和脂肪酸似乎不仅比反式脂肪酸好得多,它也不比其他脂肪差——包括与许多被奉为"更健康"的替代品对比。

　　你没看错,黄油及其所含的脂肪不仅可能是健康饮食的一部分，事实上可能还比许多替代品更有益。令人沮丧的是，相关证据已经存在几十年了，但直到最近才得到了公平的对待。

打破"心脏健康"的迷思

20世纪60年代末至70年代初期，有一项被称为"明尼苏达冠状动脉试验"的研究。这是一项精心设计的随机对照试验，背景是一家养老院和6家州立精神病院。[①]这项研究规模很大，涉及超过9 400名年龄在20~97岁的男性和女性。研究的基准（也就是研究开始之前的情况）如下：受试者从饱和脂肪酸（例如，动物脂肪和黄油）中获得约18.5%的热量，从多不饱和脂肪酸中获得热量的比例约为3.8%。研究人员认为，干预饮食，即他们为非对照组受试者提供的饮食，比基准饮食更"有益于心脏健康"，因为它将饱和脂肪酸占摄入热量的比例减少到了9.2%，同时将不饱和脂肪酸（特别是亚油酸，例如玉米油中就有）占摄入热量的比例提高到了13.2%。

---

① 做这种受试者可能没有机会签署同意书的试验，在道德上是受到质疑的。我想现在可能无法再做这种试验了，当然这也是一件好事。

　　这些受试者的平均随访时间接近三年，这意味着干预饮食有足够长的时间在受试者身体上表现出影响。[1]但是，当研究人员检查那些被分到"有益于心脏健康"的饮食的受试者时，他们发现这些男性和女性的死亡风险并没有降低。如果非要说有所发现的话，那就是干预组的死亡率似乎提高了，特别是在那些65岁及以上的人群中。

　　当然，这只是一项研究。其中的受试者都是收容机构的患者，而且只有约1/4的受试者坚持规定饮食的时间达到一年以上。此外，研究中的规定饮食看起来并不像人们现实生活中的那样。尽管如此，这毕竟是一项大型的随机对照试验，其结果不应该被边缘化或忽略。

　　明尼苏达冠状动脉试验的结果直到2016年才发表，但在此期间，有很多研究支持它的结果，即"有益于心脏健康"的饮食实际上对我们可能是不利的。例如，2013年发表的一篇文章分析了"悉尼心脏饮食研究"中的恢复数据。悉尼心脏饮食研究是一项性质类似的随机对照试验，受试者是近期有过心脏病发作等冠心病事件的男性患者。尽管该研究从1966年开始持续到1973年，但结果直到21世纪才公布。

――――――――――――

① 这个时间跨度在营养学研究领域算是很长了，我们很少会碰到时间这么长的研究。

与明尼苏达冠状动脉试验一样，悉尼心脏饮食研究发现不饱和脂肪酸含量较高的饮食会导致心脏病引起的死亡率上升。

研究人员为了寻找更多线索，弄清楚饱和脂肪酸替代品与心脏病之间的关系，针对所有关注这一问题的研究进行了元分析。即使他们把所有的证据放在一起，还是发现与含有更多饱和脂肪酸的基准饮食相比，更多的人死于富含亚油酸的饮食——明尼苏达冠状动脉试验中给予受试者的那种"有益于心脏健康"的饮食，虽然结果在统计意义上并不显著。

然而，重要的是这项分析得出了饱和脂肪酸对健康影响的结论。当研究人员以这样或那样的方式改变模型，或者他们分析的研究中有不少质量较差时，他们仍找不到降低饱和脂肪酸摄入量会降低死亡风险的证据。

其他元分析使情况变得更为复杂。有些分析结果支持黄油等饱和脂肪酸对我们造成的影响与其他脂肪相比并没有什么区别，还有些则提出了挑战。例如，2010年的一项研究表明，用不饱和脂肪酸代替饱和脂肪酸可以降低冠心病的发病率。2015年的一项系统性回顾研究结果也是如此。不过，《内科学年鉴》于2014年发表的一项研究得出了相反的结果。

换句话说，饱和脂肪酸的危害仍无定论，但营养专家几十年来可不是这么说的。他们大声疾呼，声称脂肪特别是饱和脂肪酸，是健康饮食的真正敌人。尽管证据根本不像他们所以为的那样确凿,但他们中的许多人仍坚持这种观点。

究竟是怎么回事呢?为什么在缺乏数据支持的情况下,营养专家还要继续把饱和脂肪酸妖魔化呢?也许,这与几十年前没有支持饱和脂肪酸的研究成果源自同样的原因。

还记得吧,尽管明尼苏达冠状动脉试验的数据几十年前就收集完毕,但结果直到2016年才公布。诚然,可能是因为现代计算机技术让科学家得以利用这些数据进行分析,而这在20世纪六七十年代是无法实现的,现在得出的可发布的结果在早些年可能只是一堆让人难以理解的基本资料,也有可能研究人员当时试图公布自己的发现,却无法发表。另一种可能性是,这些结果被科学机构甚至研究人员自己忽视了,因为它们不符合当时奉行的有关饱和脂肪酸的"真理"。

伊万·弗朗茨和安塞尔·基斯[1]是明尼苏达冠状动脉试验的主要负责人。安塞尔·基斯在宣传饱和脂肪酸是心脏健康的敌人方面可能是最有影响力的科学家了。我并不是在抹黑他们。我确信这两位科学家都绝对相信饱和脂肪酸含量较低的饮食能够改善健康状况,但他们肯定因彻底的研究未能证实他们的想法而感到困惑。就像当时和现在的很多其他研究

---

[1]　如果你想要全面了解安塞尔·基斯及其研究对美国饮食中的脂肪演变史的影响,我推荐你读一读尼娜·泰肖尔茨的《关于脂肪的大意外》。

人员一样，他们在面对这些令人费解的结果时，可能会成为发表偏倚这种现象的牺牲品。

当研究人员或科学期刊的评审委员会根据研究结果决定是否发表某项研究时，就会出现发表偏倚。例如，有趣的结果通常会发表，而无趣或无关紧要的结果则不会。研究表明，统计显著性结果更有可能获得发表。如果研究的主题或发现优先级较低，即不太可能成为新闻或改变像我这样的医生的行医方式，就不太可能发表。

发现食物（比如黄油）和可怕结果（比如心脏病发作）之间显著相关的研究，比那些没有发现这种关联的研究更容易发表。虽然这些研究经常出现在新闻媒体上，但很多时候，它们的结论得不到进一步研究的支持。当研究人员试图通过对照试验重复这些研究时，他们往往会发现这是不可能实现的。因此，发表偏倚可能与广为人知的"可重复危机"（replication crisis）直接相关，现代科学整体上都面临着可重复危机，特别是心理学和医学领域。

发表偏倚最常见的原因，也许是研究人员根本不将研究结果诉诸文字并提交发表。在某些情况下，原因可能是研究人员认为论文不会被录用，但也可能是他们不相信研究结果，或者不想与之有任何联系。在氛围紧张的营养学研究领域，人们的职业生涯是建立在某些假说之上的，要避免发表偏倚可比屈从于此更难。挑战公认的营养学观念的人会被排除在一些职位、资金或委员会之外,这种事情已经引发了大量指责。

当然,受到威胁的不仅仅是学术声誉,还有人们的生活。这就是为什么承认"饱和脂肪酸对健康的影响尚无定论"这一点很重要。

我知道,有很多人仍然认为摄入脂肪会变胖。低脂饮食的热潮迎来的恰恰是超重和肥胖人群的大幅增长,这让人感到费解。更重要的是,许多研究的结果与"脂肪会让人变胖"的假说相矛盾。研究各种饮食方法的系统性回顾表明,低脂饮食在减重方面并不比其他方法更有效。有一项精心设计的为期两年的研究,比较了一种低脂饮食、一种低碳水化合物饮食和地中海饮食[①],结果发现尽管所有方法都会让人体重减轻,但后两种饮食方式在减肥方面优于低脂饮食。

事实上,专家现在普遍认为,乳制品作为现代厨房中最常见的饱和脂肪酸来源,只要没有食用过量,对你来说就可能没有什么坏处。但是,多少算食用过量呢?这就取决于你的咨询对象了。

---

① 地中海饮食鼓励多吃蔬菜、橄榄油(脂肪)、干果(脂肪)和鱼类
　　(蛋白质),还有红酒。

乳制品并非魔鬼，但并不是说你可以过多地食用

如果你读过我的专栏或是看过我的视频，那么你可能看到过我对"乳业联合体"[①]的怒斥。我这样说并非夸张。营养学界的许多人都推崇牛奶，顺便推崇所有的乳制品，他们的狂热程度远远超出了证据所能证明的范围。这些专家得到了乳制品行业、政府和大量健康研究机构的支持。但是，这种狂热推崇的基础究竟是什么？如何才能摆脱这种狂热？

婴儿出生时，母乳是最好的营养来源，这一点几乎没有人会质疑。所有的哺乳动物都会喂养自己的孩子，母乳对新生儿的益处远远超越了营养的范畴。根据美国儿科学会、美国医学研究所（现为美国国家科学院、工程院和医学院的健康与医学分院）、世界卫生组织以及很多其他著名健康组织的报告，母乳喂养至1~2岁最为理想。

可惜母乳喂养一两年对于许多母亲来说，通常十分困难甚至无法实现，尤其是那些因不那么富裕而不得不重返工作岗位的人，那些自愿选择重返职场的人，以及那些孩子上幼儿园或日托的人。所以，我们经常用奶牛或其他动物的奶代

---

① 我甚至还提到过"牛奶国王"：某一天，某个人将会告诉你牛奶国王（即奶制品的推崇者）其实没穿新衣。

替母乳，并且一直喝到成年。不得不说，这可是人类这一物种的一大特色：我们是这个星球上唯一在童年过后仍喝牛奶的哺乳动物，而且通常饮用量很大。

尽管美国农业部建议，成人每天饮用3杯牛奶才能满足每日的乳制品需求，但越来越多的证据表明，长到一定的年龄以后继续摄入牛奶对我们的健康没有积极的影响，摄入过多可能还会有害。

原始人饮食法（Paleo Diet）的支持者认为，成人不需要喝牛奶，关于这一点他们也许说得有道理。一万多年前，当人类开始驯养动物时，没有哪个成年人或年龄较大的儿童喝牛奶。如今有很多人不喝牛奶，因为他们患有乳糖不耐受症，而且他们不喝牛奶也活得很好。

根据乳制品行业的说法，不喝牛奶的人错失了某些奇妙的健康益处。乳制品生产商告诉我们，牛奶对骨骼有益，它含有钙和维生素D。20世纪80年代，乳制品行业策划了一场流行的广告活动，口号是"牛奶：对身体有益"。但这类说法没有太多的证据支持。事实上，研究结果往往与这些说法相矛盾。

2011年的《骨与矿物质研究杂志》发表了一项元分析，目的是研究喝牛奶是否可以预防中老年人髋部骨折。这次分析为反对摄入牛奶提供了一大证据，共涉及6项研究、近20

万名女性，结果并未发现喝牛奶与低骨折率有关。最近有更多的研究证实了这一发现。在2014年发表的一项研究中，研究人员询问了近10万名男性和女性青少年期的牛奶摄入量，然后追踪他们20多年，以研究牛奶的摄入量是否与后来髋部骨折的概率减小有关。事实证明，两者并无关系。还有一项研究跟踪调查了瑞典约4.5万名男性和6.1万名女性（他们的年龄在39岁及以上），记录了他们成年后的牛奶摄入情况。这些研究人员发现了类似的结果，报告称喝牛奶对男性没有任何保护作用，实际上还与女性的骨折风险增加以及男女死亡风险增加都有关。瑞典的这项研究并非随机对照试验，所以我们不应该假定有这样的因果关系。但值得我们注意的是，根据所有这些研究，我们发现喝牛奶似乎与益处无关，还可能与危害显著相关。

即使是针对乳制品中特定营养物质可能有什么保护效果的研究，也不尽如人意。《美国临床营养学杂志》于2007年发表了一项元分析，综合了对钙摄入量与骨折相关性的高质量研究。这些研究共涉及超过20万名受试者，其年龄在34~79岁。经过对这些研究的分析，研究人员发现钙摄入量与骨折风险无关。这项元分析还回顾了研究钙补充剂是否可以降低骨折风险的随机对照试验。6 000多名中老年人参加了这些试验，他们随机得到钙补充剂或安慰剂。额外摄入的钙补充剂不但不会降低骨折的发生率,还让研究人员担心它会增加髋部骨折的风险。所以,如果医生(或者乳制品行业的广告)建议你摄入更多的乳制品来补钙,那么你或许该问问他对这条建议有多肯定。

在美国,乳制品中常常会添加维生素D。许多人认为维生素D对骨骼有一定的好处,就像他们认为钙对骨骼有益一样。然而,往产品中添加维生素D的有利证据还很模糊。虽然维生素D是身体吸收钙所必需的物质,因而对于骨骼健康来说也很重要,但并不意味着大多数人需要摄入更多的维生素D。《柳叶刀》发表的一项元分析研究了维生素D补充剂对中老年人骨密度的影响。分析发现,在大多数情况下,摄入额外的维生素D并不能改善脊柱、髋部或前臂的骨骼健康。在统计学意义上,它确实显著增加了股骨上端的骨密度,但临床意义不大。总体而言,在所分析的研究中,维生素D对全身骨密度没有影响。

这并不是说患有维生素D缺乏症或缺钙的人不应该服用补充剂,或者不应该在饮食中添加额外的乳制品。他们绝对应该这样做,但大多数美国人在临床上并不缺少这些营养物质。乳制品广告没有区分需要这些产品的人和不需要这些产品的人,政府和许多医学专家也没有这样做。

推荐每天喝3杯饮品(除了水)的任何建议都应该引起

注意。牛奶可不是低热量的饮料。即使是脱脂奶，每天喝3杯也意味着摄入250卡路里的热量，低脂或全脂牛奶的热量更高。在我们这个时代，所有其他含热量的饮料都因为疑似会引起肥胖而被妖魔化，牛奶却是一个例外，这难道不奇怪吗？

政治在这里发挥了作用，这几乎是毫无疑问的。美国农业部通过《1983年乳制品稳定法》牢固地确立了自己在推广乳制品方面的地位。该法案规定了政府的责任：实施"协调一致的促销计划，旨在加强乳制品行业在市场中的地位，并保持和扩大国内外市场以及液态奶和乳制品的用途"。很多机构，比如1995年由美国政府创立的非营利组织美国乳品管理公司，就是为了促进乳制品消费而设立的。举个例子，美国乳品管理公司通过流行的"喝牛奶了吗？"（Got Milk?）运动来推进这一议程。今天，支撑美国乳品管理公司营销策略的资金大多来自乳制品生产商。所以，我说得没错，的确有一个"乳业联合体"，而且它关注的似乎并不是你的最大利益。

让我清楚地说明一点：我不是让你永远不要喝牛奶。显然，婴幼儿是需要母乳的，他们喝配方奶粉和牛奶也没问题。

我也不是要你相信把任何奶制品妖魔化的观点。例如，任何声称因为我们的祖先不喝牛奶,所以我们也不应该喝牛奶的人,他们所做的只是选择性思考。我们人类也不是一直都把食物煮熟才吃的,但除了疯子以外,没有人会告诉你要只吃生肉。同样,我们也没有从过去开始总喝咖啡或啤酒,却可以通过对自己负责且令人愉悦的方式饮用这两种饮品。我们过去没有以某种方式吃过某种东西,并不意味着我们现在也不能这样做。

此外,谈到乳制品的益处时,有很多好消息。原始人饮食法的支持者说乳制品会导致糖尿病,但是对现有数据的系统性回顾和元分析显示,情况正好相反:摄入乳制品似乎可以预防糖尿病。这些支持者表示,乳制品可能会导致心脏病和由心血管事件引发的死亡。尽管证据不足,但我们确实有数据证明相反的结论:摄入乳制品似乎有益于心血管健康。原始人饮食法的支持者还表示,食用乳制品会变胖,但实际上乳制品与明显的体重增加无关。他们认为摄入乳制品会增加多种原因导致的死亡风险,但事实并非如此。

此外,还有一些非常令人信服的理由,说明了为什么要喝牛奶,这些原因更多地关乎快乐而非健康。除了牛奶,你还会把什么倒进麦片?不加牛奶的饼干简直令人难以想象。因为个人喜好而偶尔喝一杯牛奶,这没什么不对。其他各种各样的乳制品也是如此。原味酸奶往往是自助早餐中唯一不能称为甜品的食物。奶酪不管什么形式都很美味。

我怀疑，大多数人害怕乳制品就像他们害怕人工甜味剂、盐或胆固醇（本书都会提到）一样。如果你真的感到害怕，那么其实没有必要。对于这些食物含有的脂肪也是一样，只要没有过量食用就没事。

───────── 底线 ─────────

我们应不应该吃更多的多不饱和脂肪酸？我们应不应该远离饱和脂肪酸？根据现有的数据很难回答这些问题，而且知道了可能有些数据因为发表偏倚而无法分享之后，寻找真相变得更加困难。

但是，关于脂肪有一点是确定的：摄入脂肪并不会导致体重增加，实际上反而可能有助于我们减掉几斤。

潮流似乎正朝着支持摄入饱和脂肪酸的方向发展，但进展还很缓慢。这种转变处于几乎停滞的状态，美国农业部每5年发布一次的膳食指南就是例证。这些膳食指南旨在确定食品如何打标签，为美国国立卫生研究院设定研究重点，以及决定向贫困家庭分发哪些食物。它们对医生、营养学家、政策制定者和普通大众都有很高的影响力。近年来，这些膳食指南不断更新，以反映关于饱和脂肪酸的一些最新研究。

但是，就像其他很多事情一样，其中关于饱和脂肪酸的信息有对有错。

在美国农业部发布5年期的膳食指南之前，其膳食指南咨询委员会审查相关研究（希望是最新研究），并针对上次报告提出修改建议。2015年，委员会在饱和脂肪酸方面提出了一些强有力的意见，有些意见很好，有些意见则存在争议。例如，委员会的结论是用多不饱和脂肪酸代替饱和脂肪酸似乎可以降低心血管事件的风险及死亡率。根据我所回顾的证据，我对此并不像他们那样确定。因为之前的报告不提倡摄入脂肪，所以很多人都用碳水化合物替代脂肪。2015年，美国农业部膳食指南咨询委员会承认这样做不会降低健康风险。对此，我表示同意。（我在第9章将会提到，大多数人不应增加碳水化合物的摄入量。）膳食指南咨询委员会表示，饱和脂肪酸贡献的热量不应该超过一个人摄入总热量的10%，此外摄入的其他脂肪酸应该是多不饱和脂肪酸，比如来自非氢化植物油（橄榄油、玉米油或葵花籽油）的脂肪酸。

除了反对用碳水化合物替代脂肪之外，我和膳食指南咨询委员会（以及许多其他健康专家）的意见还有一点是相同的：没有任何理由去限制不饱和脂肪酸的摄入，也就是从坚果、种子或橄榄中获取的脂肪。事实上，越来越多的证据表明，我们应该摄入这些脂肪。它们是地中海饮食的重要组成部分，有证据一再证实它们有助于预防一系列健康问题，主要是心血管疾病。

对于这一观念上的巨大转变，怎么强调都不为过。20年前，很多人对低碳水化合物饮食不屑一顾。相反，人们纷纷奔向低脂食物。当加里·陶布斯于2002年在《纽约时报》发表那篇题为"要是脂肪不会让你变胖呢？"的开创性文章时，很多专家都强烈反对他的说法。12年后，当尼娜·泰肖尔茨出版《关于脂肪的大意外》时，她谴责了那些将脂肪妖魔化的个人和组织。尼娜·泰肖尔茨因为《关于脂肪的大意外》以及她的其他作品，经常遭到营养学界人士嘲笑。

我也写过一些关于陶布斯和泰肖尔茨的文章，有时还会带一点儿批判色彩。但是，我觉得我们的共识大于分歧。反对摄入脂肪的证据正迅速退出舞台，支持合理摄入脂肪的数据似乎在不断增加。将来，可能会有很多人需要向陶布斯和泰肖尔茨道歉。

那么，底线是什么呢？支持低脂饮食的证据非常薄弱，而证明某些脂肪有益的证据正在增加。可以肯定的是，反式脂肪酸似乎对健康很不利，但幸好它们已经基本上被从我们的饮食中去除了，这得益于政府的规定和食品公司的自律。如果大量摄入饱和脂肪酸，也许有害健康，但这个问题尚无定论。不饱和脂肪酸似乎对健康没有什么负面影响，限制不饱和脂肪酸的摄入量——尤其是用碳水化合物来代替——并不是一个好主意。

所以，想开点儿，一点儿黄油、奶油或动物脂肪不会伤害你，特别是当把它们加到蔬菜、鱼或其他健康饮食的成分中用来调味时。

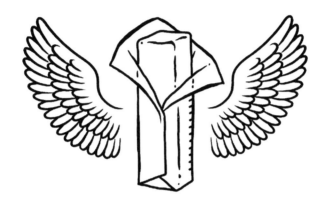

第 2 章

肉　类

在过去的几十年里，没有什么食物像肉一样受到如此广泛、如此声势浩大的攻击。素食主义者之所以提倡不吃肉有许多不同的原因，最主要的原因也许是他们所宣称的"可以降低癌症风险"。这一阵营的主要呼声之一来自日本学者久司道夫，他通过一系列图书推广长寿（无肉）饮食法，比如1983年首次出版的《防癌饮食》（*The Cancer Prevention Diet*）。不过，久司道夫并非孤军作战，很多人都相信不吃肉有助于防止患上很多疾病，从而达到延年益寿的效果。

反对肉食的观点本来就有一定的吸引力。毫无疑问，与过去相比，现在西方人的超重和肥胖问题都更为严重。[①] 毫

---

① 一般来说，超重是指体重指数（BMI）介于25和30之间，30或更高则属于肥胖。

无疑问,他们吃的肉也比以往的记忆中更多。比如,在20世纪50年代,美国人平均每年吃138磅[①]肉,其中有107磅是红肉。到了2000年,他们平均每人每年吃的肉超过195磅,其中差不多有114磅红肉。

乍看起来,肉类摄入量的增加和腰围增加这两种趋势的并行似乎大大肯定了吃肉有害健康的说法。但是,这个结论有一个问题。在过去的10多年间,美国人大幅减少了对肉类的摄入量。2012年,美国人均肉类摄入量下降到每年约132磅,比20世纪50年代肉类摄入量的年人均水平少了6磅。更具戏剧性的是,随着美国人更多地改吃鸡肉等白肉,红肉的年人均摄入量下降到了71磅,比20世纪50年代低36磅。

如果肉类——特别是红肉——对人类那么有害,美国人的肥胖率或由心血管疾病导致的死亡人数就应该大幅度下降。但是,美国人并没有变瘦,他们的肉类摄入量的下降似乎也没有降低他们死于心脏病的可能性,至少仔细查看研究结果会发现是这样。这表明,二者之间所谓的联系并不像乍看上去那么紧密。过去几十年来,心脏病致死率一直在下降,但这可能得益于吸烟率的降低、应急系统的改进、药物和手术的进步,以及公共健康措施的提升,还有我们创造了

---

① 1磅≈0.45千克。——编者注

更健康的环境并鼓励大家多进行体育锻炼。

谈及肥胖和心脏病，减少饮食中的肉类比例似乎不是什么高招儿。然而，今天少吃肉的呼声与20世纪80年代初久司道夫出书时一样强烈。反对吃肉的人经常用那些似乎表明吃肉与健康问题之间存在因果关系的科学研究来支持他们的观点，并将这些影响归咎于肉类中的饱和脂肪酸和丰富蛋白质。不过，正如关于"坏食物"的许多其他警告一样，对肉类的谴责可能过于肯定了。事实上，如果某些人采纳了不吃肉的建议，这反而可能会害了他们。

谁说吃肉会要人命的？

你不得不歪曲事实，或者至少进行一些选择性的推理，才能给出"吃肉有害"的科学论据。

举个例子，2015年，饮食大师、医生迪恩·欧宁胥在《纽约时报》发表了一篇题为"高蛋白饮食的迷思"的社论。他认为，以植物为主的饮食比含有肉类的饮食健康。他写道："预防疾病的最佳饮食应该以植物和接近天然的全食物为主，这种饮食中的动物蛋白、有害脂肪和精制碳水化合物的含量自然会比较低。实际上，这意味着不含或几乎不含红肉。"

欧宁胥是低脂饮食的主要支持者，所以他力劝读者少吃或戒掉肉类这件事本身并不奇怪，但他使用的数据出人意料。

据欧宁胥所说，他在专栏中引用的研究，主要表明吃肉更有可能让人提早死亡。他提到了2014年发表的一项研究，其中涉及几千名受试者，研究人员通过追踪调查确定他们的饮食是否与患病或死亡的概率有关。按照欧宁胥的描述，这项研究发现增加蛋白质的摄入量与所有疾病的死亡率大幅增加有关，与癌症或糖尿病死亡率的高增长有关。

问题是，这与研究结果并不完全一致。总体而言，研究人员发现，如果把50岁以上的每位受试者都考虑在内，那么蛋白质的摄入量与所有原因导致的死亡无关，与心血管疾病或癌症导致的死亡之间也没有相关性。[①]换句话说，这项研究表明，普遍来说成年人吃肉并没有害处。

那么，像欧宁胥这样的人怎么会引用研究没有得出的结论却逃脱了惩罚呢？他们喜欢引用的"可怕"发现仅限于50~65岁的研究对象。在这一人群中，摄入更多的蛋白质与死亡风险增加相关，尤其是因癌症或糖尿病导致的死亡。但

① 研究人员确实发现，蛋白质的摄入量与糖尿病导致的死亡率在统计学上显著相关，但他们警告说，由于分析的受试者人数太少，研究的任何结果都应被谨慎对待。

是，在65岁及以上的人群中，情况正好相反：摄入更多的
蛋白质与死亡率降低有关，不管是全因死亡率，还是仅因癌
症引起的死亡率。正如研究人员在总结研究结果时所说的那
样，"这些结果表明，中年时摄入较少的蛋白质，老年时摄
入中等到较多的蛋白质，可能有助于保持健康并延长寿命"。

　　在这种情况下，欧宁胥和他引用其成果的研究人员都可
能夸大了这项研究的发现。如果你真的相信它能证明诋毁肉
类者所说的，即肉类可能会杀死65岁以下的人，那么你还必
须相信肉类也可以拯救65岁及以上的人。没有多少饮食专
家会告诉你情况就是如此，更不用说建议你因此而重塑饮食
结构了。此外，在这项研究中，如果受试者所摄入的热量的
20%及以上来自蛋白质，他就将被归入"高蛋白"组。几乎
所有我能找到的膳食指南和建议都不认为这种比例的蛋白质
摄入属于高蛋白水平。事实上，美国农业部的膳食指南中根
本没有提到高蛋白饮食，而是建议美国人应该从蛋白质中获
取10%~35%的热量。

　　这就是研究结果被扭曲的一个很好的例子。这项研究表
明"多吃肉，死亡率更高"吗？除非你同意研究人员对"高
蛋白"的定义，并将分析限定在人为分化的某个人群，也就
是说除非你选择性地用某些因素来证明自己有理，才会得出

这种结论。[1]

　　可悲的是，这仅仅是这种现象的一个例子。研究人员和健康专家不断地挑选证据来支持人们应该少吃肉的观点。他们的意图可能是好的。正如欧宁胥在《纽约时报》发文时的结论中所述，少吃肉可以减少畜牧业对环境的影响，为饥饿的人们提供更多的粮食。但是，这并不能改变这样一个事实：从健康的角度来看，欧宁胥及其他反对肉类者的理由并不像他们声称的那样明确。

　　这种反对摄入肉类的逻辑还有另一个问题："肉"是一个非常宽泛的类别。一块猪排、一个汉堡和一块鳕鱼都是肉，但其中的营养成分因为切割部位、所属动物种类以及许多其他因素的不同而变化很大。这些不同种类的肉对你有益还是有害？那要取决于你问谁以及关注点是什么了。

鱼类有益健康，这一点毫无疑问

　　所有的肉类并非生而平等。即使是那些认为吃肉有害的人，通常也不会反对食用鱼或海鲜。这种肉类的饱和脂肪酸

---

[1]　如果我想挑选的话，我可能会向你介绍2013年的一项研究，这项研究使用了《国民健康与营养状况调查》的数据，其结论是吃肉与死亡率完全无关。但是，我们还是避免择优挑选吧。

的含量不高，通常不是对摄入动物性食品进行警告的焦点，除非警告来自像久司道夫这样的长寿饮食法的支持者。事实上，正如我们在前文中看到的那样，许多循证饮食，比如地中海饮食，除了推荐食用水果、蔬菜和不饱和脂肪酸的含量较高的油（如橄榄油）之外，还主张摄入鱼类。

即便如此，近年来鱼类也和其他肉类一起被列入引发恐慌的食品名单。例如，金枪鱼已经成为许多有健康意识的人关心的问题。然而，他们担心的并不是金枪鱼本身的营养成分，而是汞。

汞是一种金属，在室温下呈液态。过去，你在温度计中看到的银色的东西就是汞，但因为汞有毒，现在一般不再用于此目的。剂量足够高的话，汞可能会导致儿童甚至成年人的脑损伤。

海水中的汞含量很少，但是正在不断增加。当然，人通常不喝海水，但鱼会喝，而且随着时间的推移，它们会从海水中吸收汞。一旦汞进入它们的体内，就很难去除，随着鱼的生长，它们体内的汞的含量也会增加。

寿命越长的鱼，体内汞的含量越高；越是大鱼，问题就越严重。大鱼吃小鱼的时候，也会同时吞下小鱼体内的汞。像鲨鱼和剑鱼这样的大型长寿鱼类，其体内的汞含量最高。

让我澄清一点：汞对人们有害，特别是对孕妇，但这并不意味着像有些专家所说的那样,一般人完全不该吃鱼(特别是孕妇)。就孕妇而言,证明这一结论正确的唯一可能,就是误解关于汞对孕妇及胎儿影响的现有研究。测量人体汞含量的一种方法是检查头发中有多少汞。2005年《美国预防医学杂志》上发表了一项研究,结论是在1克重的孕妇头发中每检测到1微克汞,婴儿的智商(IQ)可能会下降0.7分。不过,智商分值下降的实际含义是什么?孕妇吃多少鱼才会产生这种影响?

仔细查看后,这些发现其实并不像乍看起来那么明显。一方面,智商下降那么一点儿在日常生活中几乎可以忽略不计。鉴于在美国90%的孕妇每克头发的汞含量不超过1.4微克,很难想象谁会在意这点儿汞导致的智商微小下降(最多一两分)。请注意,女性每克头发中汞含量的中位值为0.2微克,几近于无。

此外,许多其他研究表明,怀孕期间吃鱼较多的孕妇往往会生出更聪明的婴儿。研究鱼类摄入总量的研究人员发现,孕妇吃鱼较多与孩子更聪明有关。他们发现,体内汞含量较低但一周吃两次或更多次鱼的女性,生的孩子认知评分最高。一些科学家将此归因于鱼肉中有益健康的 ω–3脂肪酸,但问题在于富含 ω–3脂肪酸的鱼类(例如金枪鱼)往往也含有较多的汞,原因是它们活得更长,长得更大。

这些都是观察性研究，所以研究结果并不像实验性研究那样可靠，但这就是我们所有的研究了。①

综合来看，这些研究表明，孕妇应该坚持吃富含ω–3脂肪酸而含汞较少的鱼类（比如三文鱼、鲱鱼和沙丁鱼），不应该吃ω–3脂肪酸含量低但汞含量较高的鱼类（比如石斑鱼、胸棘鲷和金枪鱼罐头）。这些准则同样适用于男性、小孩和未怀孕的女性。最大限度地增加ω–3脂肪酸的摄入，同时减少汞的摄入，永远不失为良策。

不幸的是，因为汞引起的恐慌，有些人完全不吃鱼。这不管怎么说都是一个不好的决定。

我们所掌握的最好的证据表明，无论其中汞的含量如何，从整体上来说吃鱼对我们都是有益的。2006年，有两位研究人员发表了一项研究结果，他们在其中回顾了所有关于食用鱼类的现有证据，主要集中在4个问题上：（1）食用鱼肉或鱼油会如何影响心脏病发作的风险；（2）摄入鱼肉和鱼油中的汞如何影响早期神经发育；（3）摄入鱼体内的汞对成年人的心脏病和神经系统有何影响；（4）摄入鱼体内的二噁英和多氯联苯对其他方面的健康有何影响。研究人员发

---

① 没有人会为了研究吃汞和ω–3脂肪酸含量不同的鱼对婴儿智商有何影响而去做随机对照试验。这不仅不道德，还十分不切实际。所以这些观察性研究结果可能是我们能够得到的最好的证据了。

现，对大多数健康的成年人来说，吃鱼的好处超过了风险。对孕妇来说，吃适量的鱼（除了少数品种以外，如前所述）的好处大于风险。

大多数关于食用鱼类和健康之间关系的研究都支持这些结论。许多研究表明，吃鱼与降低患食管癌和卵巢癌风险有关，与患结肠癌风险增加无关；有研究发现，吃鱼与患糖尿病的风险降低有关。还有研究证明，建议多吃鱼的地中海饮食可以预防许多心血管疾病，包括心脏病发作和死亡。同样值得称赞的是，地中海饮食得到了随机对照试验的支持，这是证明因果关系最有力的研究。

任何说吃鱼有害的人，要么不知道这些证据，要么只是有选择地利用了这些证据。和对待其他食物一样，你应该自己通过思考决定自己的饮食。

白肉也多半有益

大多数研究表明，鸡肉和其他家禽的肉有益健康。对禽肉的研究似乎没有其他肉类的那么多，但如果你深挖一下，还是可以找到一些的。

禽肉的营养成分很适合做开胃菜：其蛋白质容易消化，热量也不高；其脂肪大部分是不饱和的（大约占2/3），而且主要集中在外皮上，很容易去除。

与鱼类一样，禽肉的摄入与患癌症的风险无关，与降低罹患糖尿病的风险有关。研究心血管疾病、癌症甚至各种原因导致的死亡率时，都没有发现吃禽肉的有害影响。根据一项对具有前瞻性的高质量研究进行的元分析，就连乳腺癌这种被广泛认为与很多食物相关的疾病，似乎都与禽肉无关。如果你关心的是前列腺癌，那么有证据表明，多吃禽肉与病情发展较缓和复发率较低有关。

2009年，美国国家癌症研究所的研究人员发表了"美国国立卫生研究院–美国退休者协会饮食和健康研究"的结果。这是一项涵盖50多万人的队列研究，受试者年龄为50~71岁。研究人员收集了大量有关受试者的数据：他们吃了多少东西，吃的是什么；他们是否锻炼、抽烟、喝酒。随后，研究人员用这些数据来量化肉类摄入是否与死亡率有关。他们发现，与白肉吃得最少的人相比，那些吃白肉最多的人的死亡率总体较低，特别是癌症导致的死亡率。

猪肉行业希望我们相信猪肉与禽肉同属于一个阵营。事实上，该行业的"另一种白肉"运动想要说的是，与牛排相比，猪肉更接近鸡肉。就颜色而论，有时候的确如此。不过，健康专家主要关心的是饱和脂肪酸的含量，按照这一指标，猪肉并不像这个行业想让我们相信的那样健康。

一般来说,猪肉的饱和脂肪酸含量介于禽肉与红肉之间,但这不是一条固定标准。尽管鸡肉含有的不饱和脂肪酸多于饱和脂肪酸,但一块瘦猪肉的饱和脂肪酸含量可能低于一条带皮的鸡腿。一块普通的猪肉也可能含有比一块精瘦的红肉中更多的饱和脂肪酸。正如我在第1章中解释的那样,饱和脂肪酸对我们的健康有何影响这一问题还悬而未决。大多数证据似乎表明,大量的饱和脂肪酸对我们不利,但适量的饱和脂肪酸则没有什么问题。基本上,这意味着我们可以尽情地吃瘦肉,但很肥的肉就留到特别的时刻再吃吧。

2012年发表的一项研究调查了164名体重超标但身体健康的成年人,他们声称自己吃的猪肉"很少"。研究人员随机抽取了一半的受试者,每周用大约1千克瘦猪肉代替他们饮食中的鸡肉或牛肉。随后,研究人员对两组受试者进行了6个月的随访。他们发现与对照组相比,用猪肉作为替代物的受试者的体重和脂肪量都有所减少。鉴于这项研究是由澳大利亚猪肉有限公司和澳大利亚猪肉合作研究中心资助的,我们对这一结果应该持谨慎的态度。

还有一项随机对照试验是由上述两个组织中的一个资助的,研究人员也基本没变。这项研究随机选取了体重超标的男性和女性,让他们每周吃1千克的瘦猪肉、鸡肉或牛肉(除此之外饮食不受限制),坚持了3个月,目的是观察他们的体重和脂肪水平有何变化。但不管是在体重还是在脂肪方面，研究人员都没有发现对照组和试验组之间有显著性差异。

另外一项随机对照试验（同样由澳大利亚猪肉有限公司资助）将年轻女性随机分为三组，一组为对照组，另外两组分别摄入额外的猪肉和额外的铁元素。研究人员发现，多吃猪肉的那组年轻女性吃的高能量、低营养食物（即坏食物）较少，水果则较多。

我引用这些研究并不是因为我觉得它们最可靠——几乎可以肯定它们并非权威——而是因为它们是随机对照试验，尽管它们持续的时间不长，显然还存在某些严重的利益冲突。遗憾的是，正如我在引言中提到的，谈到食品，有时候只有公司愿意资助干预研究。

2013 年发表的一篇系统综述发现，与吃牛肉、虾或含有蛋白质的其他食物相比，人们吃完猪肉后的葡萄糖和胰岛素反应并无差异。然而，这篇综述中的几项研究显示，加工过的猪肉（比如火腿）更令人担忧。

荷兰有一项为期 14 年的队列研究发现，摄入更多猪肉（或鸡肉）的老年妇女在研究结束时体重指数似乎略高，但结果并不显著，而且男性并没有类似表现。

总的来说，我通过回顾文献发现，大多数研究显示食用瘦猪肉与癌症和心脏病等不良后果没有关系,但其中没有考虑到许多猪肉产品是加工食品或是肥肉(想想香肠、熏肉、五花肉和火腿)。关于这些话题,本章随后会详细讨论。

一直被告知要警惕的红肉

鱼肉、禽肉和猪肉都面临着批评,但"肉类大战"中真正的大反派还是红肉。许多人认为吃红肉会危及生命,甚至会引用科学研究结果来支持自己的观点。例如,他们可能会引用2014年的一项元分析,该分析回顾了当时所有的前瞻性试验,发现与吃红肉最少的人相比,吃红肉最多的人的全因死亡率增加了29%。不过,即使是这种严谨的研究(请记住,元分析是研究人员处理数据的最可靠的方法之一)也有很多"灰色地带",通常正是这些弱点被反肉食主义者拿来证实自己的观点。

但是,我们一定要记住,大多数科学研究并不会直接说"肉会要了你的命"。研究中包含统计数据、定义、限定条件和大量数据。例如,在上述元分析所涵盖的许多研究中,每天吃一两份红肉者被定义为吃肉最多的人,而每周吃两份左右红肉者被定义为吃肉最少的人。如果你每天吃好几份红肉,那么没错儿,你可能需要减量。但是如果你每周才吃几份红肉，你可能已经做得很好了。

当然，并非所有的红肉都是生而平等的。美国农业部按照营养成分把红肉分为几级。每3.5盎司①的瘦牛肉中含有不足10克脂肪和95毫克胆固醇，其中有4.5克饱和脂肪。每3.5盎司的精瘦牛肉中含有少于5克脂肪和95毫克胆固醇，其中有2克饱和脂肪。牛小黄瓜条②、牛里脊肉、牛大腿肉和牛底中圆腿肉等往往更瘦。绞碎的牛肉根据原本所属的牛肉部位来定义。

此外，牛肉还根据其"大理石花纹"（细脂肪纹路）或是肌间脂肪含量进行分级。肌间脂肪含量几乎不可改变，所以如果你想要含脂肪较少的牛排，可以选择"特选级"（choice）或"可选级"（select），而非"极佳级"（prime）。但是，如果你注重的是味道，那么可以选肥一点儿的牛排，比如上等腰肉牛排、T字骨牛排或肋眼牛排。即使是大理石花纹很漂亮的菲力牛排也会因为有太多的脂肪而难以贴上"瘦肉"的标签。遗憾的是，越好的牛排的脂肪含量越高。

我不太吃牛排，最多也就是每隔一周吃一回牛排。正是因为这个原因，每次吃牛排时，我都会敞开了吃。我的妻子

① 此处的"盎司"为质量单位，1盎司≈28克。——编者注
② 小黄瓜条：牛肉分割专业术语，特指位于臀部的、沿臀股二头肌边缘分离出的净肉。——编者注

艾梅能够用平底锅煎出完美的三四分熟的菲力牛排,我们家每个人都特别喜欢。我差不多每周还会吃一个特别棒的干酪汉堡包。我从不担心其中的脂肪含量,因为我吃的这点儿脂肪在大多数研究中都处于最低水平。

针对红肉的大肆警告持续不断,似乎改变了我们的饮食习惯。如今,美国人平均食用的红肉数量低于自20世纪70年代以来的任何时候。我们在蔬菜摄入量方面的情况也有所好转。遗憾的是,这些改变似乎并没有改善我们的健康状况。事实证明,我们摄入的碳水化合物也越来越多,这可能与我们过于远离红肉有一点儿关系。(在第9章中我们会重点讨论碳水化合物,以及摄入过多的碳水化合物会带来怎样的危害。)

癌症迷思

有些健康专家并没有放弃夸大其词的反肉类言论,而是加强了恐吓战术。想一想世界卫生组织2015年关于加工肉制品和红肉的问答。根据流行病学数据、400项关于加工肉制品和癌症的研究以及700项对红肉的研究,世界卫生组织国际癌症研究机构宣布加工肉制品会"致癌",而红肉"可能致癌"。根据一项2011年发表在美国期刊《公共科学图书馆·综合》(*PLOS ONE*) 上的针对队列研究的元分析，世界卫生组织认为每天多吃一份加工肉制品，患结肠癌的风险就会增加18%。

　　像"导致"和"可能导致"这样的词在健康研究人员的词典中已经算是语气很强的字眼了。在上面的例子中，用词可能太强了。事实证明，在写报告时世界卫生组织落入了统计研究中一个常见的陷阱：混淆了相关性与因果关系。他们发现有些研究中健康风险相对增加了，就将其解释为证据显示他们感兴趣的因素（比如吃加工肉制品或红肉）是健康风险增加的原因，但没有任何证据证明存在这种因果关系。

　　如果想证明因果关系，最好的研究方法是进行随机对照试验。虽然在营养研究领域随机对照试验非常罕见，但红肉方面的研究中确实有，包括一些研究吃红肉与癌症的潜在关联的试验。以"息肉预防试验"为例，研究人员从2 000名患癌风险较高的受试者中随机抽取一部分，让他们坚持富含纤维、水果和蔬菜，少脂肪和肉类的饮食。坚持这种饮食4年后，受试者的患癌率并没有变化。再比如涉及将近5万名受试者的"妇女健康倡议"(WHI)，也随机抽取了一部分受试者，让她们转为"更健康"的饮食，即多吃水果、蔬菜和谷物，少吃脂肪和肉。在对这些女性进行追踪调查8年之后，研究人员仍然无法证明少吃肉会减少患结直肠癌的风险。

　　你可以辩称这些研究还不够，我们需要时间跨度更长的试验，或者涵盖更多的受试者。但是，如果研究人员用8年的时间在几万人中都找不到差异，那么即使摄入加工肉制品或红肉与癌症有关，也是时候承认这种关联性一定很小了。

　　具有讽刺意味的是，尽管迄今为止实验性研究尚未一致证明加工肉制品或红肉有害，世界卫生组织于2015年发出的警告却降低了未来进行更大型、质量更高的试验的可能性。毕竟，如果世界卫生组织都已经宣布加工肉类会导致癌症，那么从道德层面来说，我们如何能随机分配受试者吃这种肉呢?

　　我们要牢记，即使像世界卫生组织这样的大型国际组织也和个别的专家一样，会出现证真偏差[①]。例如，25年前世界卫生组织宣布，咖啡"可能致癌"，尽管多年来发表的大量研究结果都与此相反，但世界卫生组织直到2016年才改变看法（详见第8章）。该组织发出的关于加工肉制品和红肉的警告同样值得关注，多年来其他类似声明可不少。截至2017年4月，世界卫生组织评估的1 001种物质中，只有一种被标注为"对人类而言可能不会致癌"。[②]

---

① 证真偏差（confirmation bias）：又称验证性偏倚、确认偏误，指人们希望去寻找与他们持有观点相一致信息的现象。——编者注

② 如果你好奇，这种东西就是己内酰胺，一种尼龙纤维的组成成分。

不过，为了便于讨论，我们姑且相信世界卫生组织的结论——吃加工肉制品与癌症确实有关。这种讨论中缺少了一环，即对风险程度的衡量。世界卫生组织的警告只说了两者存在关系，但没说这种关系有多密切。这与世界卫生组织的其他癌症评估如出一辙。例如，该组织把一大堆东西归为一类（"使人类致癌"），比如致癌风险明显很高的烟草烟雾，还有未滥用时可能具有某些益处且致癌风险较低的酒精。太阳光也是一样，肯定可能导致皮肤癌，但谁也不会告诉你一点儿太阳都别晒了。

根据《公共科学图书馆·综合》发表的一项元分析，世界卫生组织报告说，如果每天吃50克加工肉制品，患结肠癌的风险就会增加18%。这听起来很可怕，但这只是相对风险升高，而不是绝对风险的增加。

在衡量健康研究时，相对风险和绝对风险之间的区别非常重要。知道为什么吗？让我们来看看下面这种情况：假设我要比较两种抗癌药物的效力，其中一种药物已经被证明可以将患者的死亡风险从12%降至6%，服用这种药物的相对风险降低了50%（6%为12%的1/2），而绝对风险降低了6%（患者死亡风险降低的百分比）；另一种药物的相对风险降低幅度也是50%——从0.7%降至0.35%，但绝对风险降低幅度较小，仅为0.35%。虽然这两种药物的相对风险降低幅度相同,但第一种药比第二种药的效力强得多。

媒体喜欢关注相对风险的增量,因为相对值总是比绝对值更大、更惊人。对新闻报道来说,这种内容更引人注目,但并不能有助于做出更好或更明智的健康决策。就健康决策而言,绝对风险更重要。

因为相对风险这一指标并不可靠,所以我决定看看世界卫生组织关于加工肉制品的警告对我而言实际上意味着什么。首先,我找到了美国国家癌症研究所的结直肠癌风险评估计算器,将我的所有背景信息都输入其中。虽然我的年龄不足50岁,但我只能填50岁,因为该计算器不适用于更年轻的人。我发现50岁的人罹患结直肠癌的平均风险为6%,但我的情况要好一些,因为我的身材并不胖,我平时多食用蔬菜,经常锻炼身体,也没有结肠癌家族史。基于这些因素,我在50岁时患结肠癌的风险为2.4%。

现在回到世界卫生组织的警告,如果我每天吃50克加工肉制品,罹患结肠癌的相对风险就会增加18%。这意味着如果我决定以后的30年内每天多吃三片熏猪肉,那么我罹患结肠癌的风险可能会从2.4%上升到2.8%。就绝对风险而言,增幅小于0.5%。换句话说,如果有250个像我这样的人开始决定吃那么多的熏猪肉,那么其中有一个人可能会患癌症,另外249个人不会受到影响。

这根本不像世界卫生组织说的那么可怕。即使吃了那些加工肉制品（我不可能以后每天都多吃三片熏猪肉），不到3%的患癌风险仍然很低。更可能的结果是，偶尔吃几片熏猪肉不怎么会影响我的患癌风险。

—————————— 底线 ——————————

不管是肉，还是其他食物，适度都是关键。如果你每天摄入多份加工肉制品，那么减少摄入量可能会略微降低你的患癌风险——只是可能。但是，如果你像我认识的大多数人一样，每周才吃几次熏猪肉、意大利熏火腿或其他加工过的肉类，就不必因为世界卫生组织的警告而改变饮食习惯，也不应该因为任何媒体报道把吃肉与更高的死亡风险联系在一起而改变饮食习惯。

此外，如果你吃未经加工的鱼肉、鸡肉或猪肉，并且不把它们作为唯一的营养来源，那么你可能没有什么要担心的。即使你每周吃几次未经加工的红肉，也很难找到确凿证据说明你应该改变饮食方式。

适量、理性地吃肉不会要你的命，完全不吃也不会救你的命。久司道夫一生都在推广长寿饮食法。他在81岁时患上结肠癌，7年后死于胰腺癌。

　　正因为写这章而做的研究,我可以放心大胆地在餐馆偶尔点一大块上等的牛排。我一直都在吃鱼肉,还毫无罪恶感地重新开始吃布法罗辣鸡翅。当我认识的人去费城旅行时,我和妻子会给他们一个冷藏箱,让他们把我们最喜欢的费城餐馆制作的冷冻奶酪牛排带回来。我们会请朋友吃奶酪牛排,即使是那些通常不吃肉的人,他们也愿意吃奶酪牛排,没有人会拒绝"妈妈比萨店"的奶酪牛排。①

———————————

① 我出生在费城,也在费城长大。我们非常在乎奶酪牛排。如果你来费城,可以去妈妈比萨店,告诉他们你是我介绍去的。你一定不会失望的。

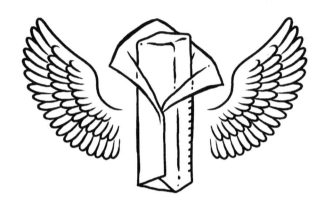

第 3 章

鸡　蛋

小时候，我们家的饮食根本算不上健康。我们不仅喜欢这本书涵盖的大多数食物，而且简直是大吃特吃。

　　但是，胆固醇是一个例外。我的父母坚决抵制吃鸡蛋，也反对吃虾和黄油。他们觉得任何可能导致胆固醇升高的东西都不该吃。

　　我爱吃鸡蛋。事实上，一天三餐中我最喜欢早餐，可以吃面包圈、奶油干酪、熏鲑鱼、熏猪肉，当然还能吃鸡蛋。所以，为了找到一种吃鸡蛋但不摄入胆固醇的方法，我选择了煎蛋清卷。

　　你可以不认同我的看法，但我觉得煎蛋清卷简直是违反自然的罪行。它没什么味道，口感不佳，也不能很好地粘连在一起。不管是吃的时候还是吃完以后，你都不会有满足感。我强咽了下去，十分不情愿。在我的一生中，我几乎尝试过所有的鸡蛋替代品。它们也都有类似的缺点。

然而，在我一生的大部分时间里，我都无法忽视那些声称鸡蛋及其所含的胆固醇对我们有害的"科学"观点。几十年来，专家认为胆固醇是许多人罹患心脏病的原因。我们一次又一次地接受这样的信息，包括我在内的大多数人，都只是了解一些表面信息。

不过，我最后败给了煎蛋清卷，于是开始深入研究有关胆固醇的科学文献。我的发现让医疗机构为我们绘制的可怕图景变得复杂了。可以肯定的是，某些胆固醇对我们来说的确有害，但并不是所有胆固醇都有害，有些胆固醇是我们的身体所需要的。不过，究竟哪种胆固醇有益，哪种胆固醇有害呢？

有益的胆固醇和有害的胆固醇

胆固醇是一种类似脂肪的物质，天然存在于动物组织中。像脂肪一样，它是蜡质防水化合物，也是脂质中的一类。许多饱和脂肪酸含量较高的食物，比如乳制品，都含有较多的胆固醇。

胆固醇进入我们的血液循环后会引发心脏病，以此伤害我们。目前，心脏病仍然是工业化国家的最大杀手。当血液中的胆固醇过多时，它会黏附在动脉壁上。动脉将血液从心脏运送到身体的其他部位，只有保持动脉通畅，血液才能将氧气、营养物质和其他重要资源顺利地运送到身体的其他部位。动脉有一层薄薄的内皮细胞，有助于维持血管通畅。

高胆固醇水平及其他因素可能导致内皮损伤。这会让胆固醇附在血管壁上，甚至进入血管壁。身体会派出其他细胞作为响应，试图解决这个问题，但这只会雪上加霜。随着时间的推移，这团黏糊糊的东西会凝固成为斑块，柔软的动脉就开始变得僵硬，甚至会被阻塞。当动脉被堵塞，以至于血液无法到达需要流经的身体部位时，那个部位就会缺血，也就是"窒息"的另一种表达。当没有足够的血液和氧气到达心脏时，就会导致心脏病发作。当血液和氧气因血管阻塞而无法到达大脑时，就会引发脑卒中。至少可以说，这都不是什么好事。

我的父亲是一名普通外科医生和胸外科医生，现在已经退休了。在我成长的过程中，心血管疾病这个词总是不绝于耳。上四年级时，我给大家做过一次关于动脉粥样硬化的介绍。动脉粥样硬化是一个医学术语，指的是动脉壁上积聚的斑块。我还在课堂上用X射线作为视觉辅助工具来介绍。没错儿，我有点儿书呆子的潜质。

像我这样从小就被教育要注意心脏健康的人来说，反对胆固醇的观点是有道理的。心脏病十分普遍，还很可怕。动脉粥样硬化是导致心脏病的重要原因，而血液中的胆固醇又是动脉粥样硬化的重要原因。摄入胆固醇肯定会导致这个问题，对吧？这会让血液中的胆固醇越来越多。专家就是这么告诉我们的，他们没费什么力气就让我们相信必须不惜一切代价远离胆固醇。

但问题是许多因素都与心脏病有关，胆固醇只是其中之一。事实上，我们需要胆固醇，它不是毒药。肝脏每天产生约1 000毫克的胆固醇，因为它是产生某些维生素与激素、构成细胞膜、帮助消化和脂肪运输的必要物质。总而言之，我们身体合成的胆固醇要比大多数人一天摄入的多三四倍。胆固醇的重要性不言而喻。

实际上，人体内有两种胆固醇：低密度脂蛋白（LDL）和高密度脂蛋白（HDL）。低密度脂蛋白会引起动脉粥样硬化，我们认为它是"坏"胆固醇。高密度脂蛋白是"好"胆固醇，越多越有益。

当你抽血检测胆固醇水平时，实验室会计算一些数值。第一项可能是你的总胆固醇，就是血液中低密度脂蛋白和高密度脂蛋白的总和，这也是大多数人谈论胆固醇水平高低时引用和记住的数字。不过，实验室还会分别检测不同类型的胆固醇水平：低密度脂蛋白、高密度脂蛋白以及甘油三酯。甘油三酯是血液循环中的脂肪，可以为身体提供能量。甘油三酯水平高易引发心脏病。

所有这些都很重要，但确切的目标——具体而言，我们究竟需要多少胆固醇——尚有争议。例如，我的总胆固醇水平有点儿高，但高密度脂蛋白水平也高，我觉得这并非坏事，因为我有较多的好胆固醇和较少的坏胆固醇，总胆固醇水平就没有那么重要了。不过，这个观点有些争议。有些人根据低密度脂蛋白与高密度脂蛋白之间的比例确定总体健康状况，还有人同时关注总胆固醇、高密度脂蛋白和低密度脂蛋白水平。没有人确切地知道我们应该选择相信谁。

此外，目前还不明确究竟应该监测哪些人的胆固醇水平，是监测每个人还是特定人群？很长时间以来，我们都只检测高危成年人的胆固醇水平。后来，我们开始筛查几乎所有的成年人。近年来，有人呼吁开始筛查儿童，不过也有很多人反对这个提议。即使我们开始检测孩子的胆固醇水平，我们也不一定知道该怎么办。例如，我们不知道胆固醇水平高的儿童长大后是否会成为高危人群；我们不知道干预是否会在他们成年后有效果；我们也不知道让孩子服用降胆固醇的药物是否会有长远影响，这可能在服药后数十年才能知道。

总之，说到胆固醇，有很多问题都是悬而未决的。不过，有一点通常没有争议——至少没有公开的争议，那就是我们是否应该避免摄入膳食胆固醇。这真是遗憾了，因为通过饮食摄入的胆固醇与胆固醇水平之间的关联，没有你想象中那么紧密。

膳食胆固醇不是问题

长期以来，像美国农业部发布的那些膳食指南之类的资料告诉我们，我们应该限制胆固醇的摄入量，每天的摄入量不超过300毫克。这个数值并不高。一个鸡蛋就含有约220毫克的胆固醇。因此，吃两个鸡蛋煎成的蛋饼可不好，煎三个蛋就别想了。如果我们真的想限制每天的胆固醇摄入量，一个鸡蛋也许就够了。

自20世纪60年代以来，关于胆固醇的警告便已生效。从1994年开始，美国政府已经要求食品公司在营养标签上标明胆固醇含量，以便人们做出更明智的选择。

我们听信了这些警告。我们不吃鸡蛋，不吃肉，也不吃虾。今天，美国成年男子每天仅平均摄入约340毫克的胆固醇，许多专家还抱怨说这太多了。

所有这些膳食指南和建议都是基于一个假设，一个很大的假设：摄入胆固醇会引起血液中胆固醇含量的升高。由于血液中高水平的低密度脂蛋白与动脉粥样硬化的发展有关，动脉粥样硬化又与心脏病发作和脑卒中等健康问题有关，所以研究这一课题的人已经告诉我们要尽可能地减少胆固醇的摄入量。但事实是，这个建议只是基于一个假设做出的。

当然，我们可以设计研究来检验这一假设，确认膳食胆固醇对血胆固醇水平的影响。实际上，已经有研究人员这样做了。例如，在2004年的一项研究中，研究人员将受试者随机分为两组，一组每天摄入相当于超过三个鸡蛋中含量的胆固醇，另一组摄入的是安慰剂，共持续30天。随后，两组进行互换，原来吃鸡蛋的人服用安慰剂，原来服用安慰剂的人开始吃鸡蛋。为了研究吃鸡蛋对血胆固醇的影响，研究人员在头30天后和第二个30天后分别测量了受试者的血胆固醇水平。他们发现，大约70%的人对膳食胆固醇"弱应答"，也就是说他们的血胆固醇水平与通过饮食摄入多少胆固醇几乎没有关系。

单凭这一项研究的结果可能不会说服你，但也有许多人喜欢它。2013年发表的一篇系统综述回顾了过去10年中针对胆固醇摄入量与血胆固醇水平关系的研究。有12项研究符合标准，其中有7项研究控制了背景饮食，也就是研究开始之前受试者的饮食情况，这是饮食研究中的一个重要变量。

（顺便说一下，12项研究加在一起在营养学领域可以说是体量很大了。事实上，研究人员在过去仅仅10年的时间里就可以找到12项随机对照试验，其中多项随机对照试验的质量很高，这说明胆固醇摄入量与血胆固醇水平的关系是营养学研究中探讨得比较多的一个问题。）

大多数充分控制受试者饮食的研究发现，改变胆固醇的摄入量对血液中的低密度脂蛋白（坏胆固醇）水平几乎没有影响。具有某些特定基因的受试者似乎更容易因为摄入胆固醇含量较高的食物而导致血胆固醇水平升高，但即使在这一小部分人中，两者之间的关系也不如很多人推测的那么密切。

因此，关于胆固醇的问题，我们有相对较好的数据。大多数研究表明，胆固醇摄入量与体内的胆固醇水平之间没有任何关系。但即使有了这些数据，我仍然会听到人们（包括我的母亲）说，这种食物或那种食物中含有过多的胆固醇。我想知道詹姆士·沃佩尔和约翰·格雷厄姆会怎样看待这些怀疑者。

1980年，这两位研究人员对鸡蛋和胆固醇做了量化分析，结果发现现有的饮食建议没有多大的意义。当时，许多随机对照试验还没有出现，大多数人仍然认为鸡蛋就是"恶魔"。这两位科学家（利用令人赞叹的数学方法）估算出，从高胆固醇风险的 48 岁男性每周的饮食中去除两打鸡蛋，他于 60 岁前死亡的概率可能会减少 0.5%。换句话说，他们经计算得出，从你一生的饮食中去除 1.9 万个鸡蛋，你的寿命会延长 20 天——当然，到了人生的尽头，我们就不会像年轻时那样争分夺秒地挤时间，也不用每天忍受难吃的煎蛋清卷了。

事实证明，沃佩尔和格雷厄姆的许多估计都趋于保守。他们的研究假设每个人摄入胆固醇都会应答，但正如我们所看到的，有 70% 的人属于弱应答者。因此，吃不吃鸡蛋对这些人来说可能没有什么区别。

好在科学界对膳食胆固醇的共识正发生转变，而且公众舆论似乎随之发生了变化。2014 年 12 月，美国农业部膳食指南咨询委员会召开会议，讨论如何修改膳食指南。（你可能还记得，我在第 1 章说过，膳食指南咨询委员会由科学家组成，他们回顾所有的证据并向政府建议哪些内容应该收录在每 5 年发布一次的膳食指南中。）会议结束后，膳食指南咨询委员会发表了一份报告，他们承认"不必因过度摄入胆固醇这种营养物质而担心"。感谢美国农业部，它在 2015 年发布更新后的膳食指南时，使用了同样的措辞。

美国政府突然告诉公众不必担心自己摄入了多少胆固醇，因此公众表示惊讶是可以理解的。几十年来，大多数美国人一直一丝不苟地控制着胆固醇的摄入量。所以,大家接受这条新建议的速度如此缓慢,也是可以理解的。

生鸡蛋的问题也不大

我花了好几年的时间试图帮助我的朋友们摆脱对鸡蛋的恐惧。当时,我觉得美国农业部发布的新膳食指南最终会达到理想的效果。但是,人们对鸡蛋中胆固醇含量的恐惧可能已经渗入了潜意识里,即使我向他们展示最新的研究,他们也会找出其他同样虚假的理由来远离鸡蛋。

例如,很多人似乎都认为鸡蛋比许多其他食物更脏或更容易被感染。正如许多迷思一样,这个观点蕴含着一个真相:鸡蛋曾与感染肠炎沙门氏菌的风险联系在了一起。如果你访问美国疾病控制与预防中心的网站,你会看到提示:吃鸡蛋时必须"特别注意",以避免感染沙门氏菌。你需要冷藏鸡蛋,不吃破碎或坏了的鸡蛋,清洗任何可能接触到生鸡蛋的东西,包括"台面、餐具、盘子和砧板",当然还有双手。美国疾病控制与预防中心进一步警告说,即使鸡蛋看似无菌,里面也可能含有沙门氏菌,所以吃之前必须彻底煮熟。

正因如此,你会听到父母烤曲奇饼干或蛋糕时告诉小孩不要用舌头舔碗或搅拌器，而孩子们发出抱怨。当然，这可能是烘焙过程中最好玩的地方，但你也因此有感染沙门氏菌的可能，所以不能舔制作曲奇的面团！

请不要以为我是在弱化感染沙门氏菌的可怕后果。这可不是闹着玩的。沙门氏菌对某些群体而言特别危险，包括老人、婴儿和免疫力低下的人等，他们都应该特别小心。我的意思是，我们需要了解因为鸡蛋而感染沙门氏菌的真正风险，并根据这些信息做出决定，而不是基于对某些最坏的情况的恐惧去判断。如果我们只根据恐惧做出每一个决定，那我们可能因为大量车辆导致儿童死亡而拒绝乘车出行。①

几十年前，通过鸡蛋感染沙门氏菌的威胁比现在严重得多。1990年，美国暴发沙门氏菌感染，美国农业部调查发现根源在于美国东北部的一些蛋类生产商。作为回应，宾夕法尼亚州的鸡蛋生产商、联邦和州农业部门、宾夕法尼亚州立大学和宾夕法尼亚大学采取行动减少鸡蛋污染。结果出台了"宾夕法尼亚州蛋品质量保证计划"，该计划将宾夕法尼亚

---

① 这是理解风险的一个最好的例子。汽车是儿童（除婴儿以外）的头号杀手。每年死于事故的孩子多于其他任何一种原因致死的。如果我们仅仅关注这一事实，我们就会禁止孩子坐车。不过，我们也知道汽车改善了生活的很多方面，所以我们为了获得汽车带来的好处而接受这种真正的死亡风险。这是理性的。同样地，在我们决定吃什么（包括鸡蛋）时，我们需要权衡风险和益处。

州受沙门氏菌污染的鸡舍比例从1992年的38%降至2010年的8%。

　　这一比例听起来可能还是很高。不过,在1992年的灰色岁月中,接触沙门氏菌的风险仍然很小,每1万个鸡蛋中有2.6个带有沙门氏菌。到了2010年,已经下降到每1万个鸡蛋中约有1.2个带有沙门氏菌。换句话说,这意味着在2010年,美国有0.012%的鸡蛋可能被沙门氏菌污染。

　　因此,被沙门氏菌感染的鸡蛋数量非常少。请记住,不是每个食用带有沙门氏菌的鸡蛋的人都会生病。人体具有很强的抵抗疾病的能力。况且,即使你因为吃了感染细菌的鸡蛋而染病,你也可能几乎注意不到。研究预测,94%的感染沙门氏菌的患者不用接受任何治疗就可以完全康复,约5%的人会看医生,约0.5%的人会住院。只有约0.05%的人会死亡,而且这些人中的大多数可能患有某些潜在的疾病。

　　还有一种方法可以用来衡量吃感染了细菌的鸡蛋而生病的真实风险。如果你住在美国,并且认同通过鸡蛋接触到沙门氏菌的概率是0.012%,那么你可以每周吃一个生鸡蛋(这要做大量的曲奇面糊),吃上100年(我们大多数人都做不到,因为我们活不了那么久),这种情况下你可能还吃不到带有沙门氏菌的鸡蛋。即使吃到了感染沙门氏菌的鸡蛋,你也可能不会生病。即使生病了,你也可能不会在意。

综上所述，养成保持食品安全的习惯是好的。你应该冷藏鸡蛋，打鸡蛋前应该冲洗一下，并且应该用肥皂和水清洗所有接触过生鸡蛋的东西。

不过，你也可以放轻松一点，偶尔吃点儿做曲奇的面团，因此而染上沙门氏菌的风险比你每天碰到的其他风险都低得多。

———————————— 底线 ————————————

鸡蛋可以安全食用，它的胆固醇含量及从中感染沙门氏菌的风险都不构成不吃生鸡蛋或熟鸡蛋的原因。如果你是一个健康的成年人，那尤其如此。

这不是说血液中的坏胆固醇含量很高并不危险，也不是说正在用药物降低胆固醇水平的人不需要继续服药。但是，这确实意味着如果你属于那约70%对膳食胆固醇弱应答的人，那么吃鸡蛋或者其他富含胆固醇的食物对你的血胆固醇水平并没有太大的影响。

怎么知道你是应答者还是弱应答者？只要问问你的医生就知道了。你们可以一起弄清楚，改变胆固醇的摄入量是否会对你的血液中胆固醇的含量产生很大影响。很可能的是，你不用再担心摄入了多少膳食胆固醇。对大多数人来说，膳食胆固醇的摄入量没有太大的影响。

我的女儿一直很喜欢吃鸡蛋。她年幼的时候,我和妻子因为觉得鸡蛋中的胆固醇对她有害,所以限制她吃鸡蛋。现在不一样了,她想吃鸡蛋就吃,我的儿子也是一样。做曲奇时,我们也不会阻止他们吃生面团。至于我,我又开始吃正常的煎蛋卷了,是蛋黄和蛋清都有的煎蛋卷。

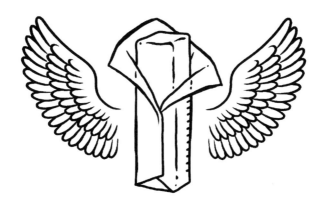

第 4 章

盐

我喜欢看烹饪节目，这种节目对我来说就像猫薄荷之于猫那样有吸引力。如果说我从这些节目——尤其是那些评审是超级挑剔的餐馆老板和厨师的烹饪节目中学到了什么，那就是人们似乎不喜欢味道不够重的菜品。具体来说，他们似乎真的很厌恶没放够盐的食物。当烹饪节目的评审说出这句致命的话"需要再放点儿调料"的时候，可以肯定的是参赛者没放够盐。

构成盐的化合物氯化钠确实有些特殊。我们的生命离不开钠和氯，钠离子和氯离子对细胞健康和生物化学过程至关重要。所以，我们迫切地希望从食物中摄取盐也就不足为奇了。

大多数人都喜欢盐的味道，但它在厨房的用处并不止于此。盐还可以抑制食物中的苦味，使其他（更好）的味道显露出来。①盐可以使肉变嫩,可以使食物脱水,还可以浓缩其他口味。研究表明,盐甚至可以增加食物的"浓郁感",凸显甜味并使其他味道变得丰满。当你往汤里加盐时,不仅会使汤变咸,还会使汤的口感更加浓郁。

　　婴儿对盐不太感兴趣,但当他们6个月大的时候,就开始喜欢盐了。虽然尚未被证实,但有人推论,小孩接触盐以后会想要越来越多的盐。他们的逻辑是,因为现在几乎所有的食物都会放盐,所以我们把孩子以及后来的成年人培养成了想要很多盐的人。

　　然而,事实是人类过去也一直渴望得到盐,即使那时盐属于稀缺商品。纵观历史,人们一直把盐当作生活的基本必需品。因为饮食和居住地气候的变化,盐对于保持人体内水分的平衡越发重要。在炎热又干燥的地区,摄入足够的盐——当然也需要饮用水——对生存至关重要。在发明制冷技术之前,盐还被用于保存食物。用盐水浸泡或用干燥的盐包裹着的肉不易腐坏,这种腌制肉是许多古人(以及较为现代的人类)的重要食物来源。在生活艰苦的时候,它们能够帮助我们的祖先活下去。

---

① 咸味是5种基本的味道之一,其他的4种味道是苦、甜、酸和鲜。鲜味就是从味精中得到的那种味道,它是第10章的主题。

　　过去，人们要想得到盐并不容易。英语中的"薪水"
（salary）一词实际上来自"盐"（salt）。在罗马帝国时期，盐
极为罕见，甚至作为货币流通。回溯到古代，威尼斯因为垄
断盐业而繁荣昌盛，成为地区霸主。盐也是开拓者去美国西
部冒险的原因之一。在美国独立战争之前，殖民者依靠英国
供盐；战后，他们不得不寻找属于自己的盐供应源。

　　有些生物学家指出，其他动物不需要往食物中加盐。但
是，如果有人往它们的食物中加盐，它们也会狼吞虎咽。

　　正如我前文所说（在后面的章节中我还会提到），不要
过分地依靠其他动物身上的状况推断人类的健康。大多数动
物需要每天都吃东西，动物没有人类挑剔，它们会吃任何能
吃到的食物。人类也不愿意像大多数动物必须做的那样花大
量时间找寻食物。

　　如今，像其他很多东西一样，盐是我们很容易就能买到
的。正因为如此，有些人摄入了过多的盐。但是，正如本书
中讨论的其他许多食物一样，这并不意味着你的摄入量危害
到了健康。事实上，有些人可能还没有摄入足够的盐。

盐与高血压

　　你可能听说过"吃盐会使血压升高到不健康的水平"的

说法。这种观点可以追溯到至少一个世纪以前,大多数认为
"吃盐有害"的观点都来源于此。它也不像让你相信的简单
逻辑那样清晰。吃盐似乎的确会使血压升高,但并不一定意
味着应该吃更少的盐。

　　大多数专家认为,第一次把盐和高血压联系在一起是在
1904年的法国。当时有一项研究,两名研究人员追踪调查
了6名高血压患者,为期三周。他们给受试者分配了三种不
同的饮食方案,可能每周都更换新的食谱。一种方案包括每
天两升牛奶(几乎不含盐),第二种方案包括牛奶加蛋白质、
肉和蛋(含少量盐),第三种方案包括牛奶加两升肉汤(含有
大量的盐)。

　　那些想出这些罕见而且残酷的膳食计划的科学家,还测
量了受试者每天尿液中的含盐量,以此来推断受试者摄入的
盐量。(与计算人们吃的盐相比,根据排泄的钠来估量人们
摄入的钠要容易得多。)研究人员发现,当人们吃少量的盐
时,他们排泄的钠比摄入的要多。然而,当他们吃大量的盐
时,他们摄入的钠比排泄的多。而且,吃更多的盐时,他们
的血压更高。

　　我希望我已经教会了你足够多关于研究的判断方法,因
此你肯定会对持续时间这么短、受试者这么少的任何研究
产生怀疑。我们甚至不清楚这是一项随机试验还是盲法试

验，也不知道科学家在选择受试者时是否遵循了合理的标准——他们也没有明确地说明是如何定义"高血压"的。

对于这种研究你不会想要过多关注，更不用据此制定饮食健康政策或做出饮食决定了。然而，在接下来的几十年里，医学界有些人开始通过降低盐摄入量治疗高血压。这种趋势在20世纪40年代末才兴起，当时一位名叫沃尔特·肯普纳的研究人员证明自己用低盐饮食治疗了500名高血压患者，不过这种饮食仅包括清淡的米饭和水果，几乎不可能坚持下来。一起诉讼甚至指控肯普纳医生为了使受试者坚持这种饮食方式而采取了体罚手段。

由于种种原因，这种通过降低盐的摄入量来治疗高血压的方法，效果并不理想。首先，如果解决方法需要我们转换成似乎非常难以维持的生活方式（比如换作米饭和水果组成的乏味饮食），我们就往往会试图找到具有相同效果的药物。盐分平衡就是一个很好的例子。促使我们排泄盐分的药物，即通常所说的利尿剂，在20世纪50年代中期得到广泛使用。医生可以更容易地改变患者的盐分平衡，而无须要求他们遵守让人抓狂且不切实际的限制性饮食。但是，这些药物可能具有明显的副作用，包括电解质紊乱、身体虚弱，甚至是心律不齐。

但具有讽刺意味的是，实际上有很好的证据表明，盐的摄入会对高血压患者造成不良影响。2014年《新英格兰医学杂志》上发表了一项研究,即"前瞻性城乡流行病学研究"(PURE),就证实了这一点。研究人员分析了18个国家超过10万人尿液中的钠含量,发现那些摄入钠较多的人的血压明显高于摄入钠较少的人。研究人员还进一步做出一项分析,也发表在同一期杂志上。分析发现,每天摄入超过7克钠的人比每天摄入3~6克钠的人的死亡率高得多。摄入大量钠的人,心脏病发作、心脏衰竭和脑卒中的概率也较高。

健康领域的研究人员一次又一次地发现同样的结果,结论是必然的:吃太多盐的人应该减量,以免发生心血管问题。高血压患者应该尽可能地限制钠的摄入量。

但这是否意味着我们都应该避开盐?不是的。

我们中的许多人吃的盐可能太少了,例如美国人平均每天摄入3.4克钠。[①]2014年《新英格兰医学杂志》发表的研究中,将每日摄入钠3~6克定义为"安全区",而3.4克属于这一范围中的较低值。正如我在下一节中要讲的,摄入钠的量远低于这个值的话,健康可能会受到影响。

当然,吃多少盐是安全的还没有共识。美国食品药品监

---

① 由于盐的摄入量存在下限(零),却没有上限(人们可以吃很多盐),因此每天摄入少于3.4克钠的人多于摄钠量超过3.4克的人。当别人说"所有人都吃盐太多的时候",请记住这一点。

督管理局认为每日摄入钠3~6克还不够少，建议每天仅摄入
2.3克钠。世界卫生组织则表示，应该每日摄入2.0克钠。美
国心脏协会更进一步，建议我们每天摄入钠量不超过1.5克。

　　但是，这些数字没有什么理论基础。2013年，美国医学
研究所的一个委员会评估了全球有关钠摄入量的证据。委员
会一致认为，有必要减少过量的钠摄入，但他们提醒说，目
前没有证据支持低盐饮食。他们希望未来的研究能够指出，
每日钠摄入量为1.5~2.3克的饮食有哪些潜在益处——这个
水平是其他组织所倡导的。

　　2014年发表于《新英格兰医学杂志》的那项研究解决的
正是这件事。除了追踪调查高钠饮食人群的健康状况，该研
究还将他们的健康状况与低钠饮食人群做了对比。研究人员
发现，以每天摄入3~6克钠的人为基准，每天摄入量少于3
克的人比那些每天摄入超过7克钠的人死亡或发生心血管事
件的风险更高。

　　如果医学界之前不知道这件事，那么这个结果将是令人
震惊的。不过，之前就有过类似的研究结果。2011年《美国
医学会杂志》发表了一项研究，在大约10年内共追踪调查了
3 681人。研究人员也发现，盐的摄入量过多与高血压有关。
他们还发现低钠饮食与心血管疾病导致的死亡率增加有关。

　　显然，摄入太多盐或太少盐都会导致心脏病发作或脑卒

中。那么，为什么专家们和各个组织要敦促人们从一个极端走向另一个极端呢? 可悲的是，这在医学界很常见，我们往往把针对某一群体的研究结果应用于其他所有人。

谁需要盐?

像大多数饮食健康问题一样，盐的摄入量并不是一个一刀切的问题。最近的一项元分析很好地说明了这一点。这项研究探讨了盐分摄入与心血管事件和死亡的关系，同时也讨论了高血压的问题。

研究人员想要了解盐的摄入量对高血压人群与正常血压人群分别有什么影响。区分盐对不同群体的影响非常重要，因为如果研究人员能够确定盐对高血压患者和血压正常的人是否有不同的影响，要是有影响，又有什么不同，医学专家就将根据这些不同的影响建议不同人群摄入不同数量的盐。

这项元分析回顾了4项大型研究的数据，共涉及来自49个国家的超过13.3万人。在这些研究中，研究人员追踪调查受试者时间的中位数超过4年，受试者中高血压患者和非高血压患者约各占1/2。

结果显示，盐对高血压和正常血压人群确实有不同的影

响。研究人员发现，高血压患者似乎对钠更为敏感。摄入同
样多的盐时，患有高血压的受试者血压上升的幅度几乎是正
常血压受试者的两倍（虽然两组的血压增幅都不大）。研究
人员还发现，与每天摄入4~5克钠的高血压患者相比，每天
摄入超过7克钠的高血压患者发生心血管事件的概率和死亡
率明显更高。相比之下，血压正常的人就算摄入较多的钠，
这些风险也并没有增加。

换句话说，摄入过多的盐似乎是使高血压患者产生不良
后果的危险因素，但同样的担忧在血压正常的人的身上没有
应验。

令人惊讶的是，这项元分析还表明，高血压患者摄入过
少的盐可能比摄入过多的盐更有害。那些每天摄入不足3克
钠的人比那些摄入4~5克钠的人有更高的不良后果风险，甚
至比每天摄入超过7克钠的人还糟。

"吃过少的盐比吃过多的盐更危险"也适用于正常血压
人群。每天摄入不足3克钠的正常血压受试者，比每天摄钠
量为4~5克的受试者的风险更高。即使研究人员排除了已知
患有心血管疾病的受试者，结果仍然成立。

这项元分析既加强又驳斥了有关盐和心血管健康的传统
观点。它印证了摄入过量盐的高血压患者应该减少摄盐量，
同时表明血压正常的人可以增加摄盐量，健康状况不会有太

大差异。

令人忧心的是,这项研究的另一个重大发现——推行盐分过低的饮食的做法可能弊大于利——得到了越来越多的证据支持。令人不安的是,政策制定者似乎无法理解这种细微差别。例如,2015年美国农业部的膳食指南仍然坚持认为,美国人应该降低钠的摄入量,但当时的数据似乎表明,许多人可能真的想反其道而行。

关于钠的悖论

到底应该少吃点儿盐还是多吃点儿盐,我们的食物体系一碰到钠的摄入量就很难做好平衡。或许如今最大的问题不是你用餐桌上的调料瓶往食物中加多少盐,而是商店或餐馆里的调理食品①中加了多少盐。

据估计,美国人每天摄入的大约80%的钠来自食品加工阶段添加的盐。比如,一片白面包可能含有多达230毫克钠,熟食店里的三盎司火鸡胸肉可能含有超过1 000毫克钠,一片美国奶酪可能含有超过450毫克钠。

---

① 调理食品(prepared foods):指经过洗、切或其他预处理,可直接进行烹饪的预制食品。也称预加工食品。——编者注

你甚至可能不知道哪里加了盐，意大利酱、冷冻比萨、罐头汤等都少不了盐。美国公众利益科学中心有一份列表，其中注明了在美销售的各种食品的钠含量，这份列表目前还在不断扩展。芝乐坊餐馆的炸鸡华夫饼含有 3 390 毫克钠，这可能是大多数人一整天的摄盐量。戴夫和巴斯特的牛小排乳酪三明治含有同样多的钠。但是，这与 Uno 比萨店的烤猪肉堡相比就是小巫见大巫了，后者含有多达 9 790 毫克的钠。吃前两种东西的任意一种，再加上一天吃的其他东西，你可能就徘徊在"高盐"范围附近了——几乎每个人都会认为你吃的盐太多。只要吃一个烤猪肉堡，你就进入这一行列了。

让我们面对现实吧，公司和餐馆用盐的原因与烹饪节目的参赛者一样，都是让食物更好吃。但是，这给那些想要控制摄盐量的人出了难题。如果你不再出去吃饭，也不再吃加工食品，甚至不用怎么努力就可以大幅减少盐的摄入量。然而，似乎很少有人能够做到这一点。

你不能只是告诉人们自己努力减少摄盐量。作为一名儿科医生，多年来我总是听父母抱怨学校的午餐不健康。他们抱怨学校的午餐钠含量过高，还有其他问题。因此，我听到有人号召家长积极行动，为孩子们准备午餐，却没有人为父母争取更多的钱或时间来准备午餐。结果，当父母给孩子准备午餐时，饭菜里面的钠含量通常比学校提供的午餐里还多。①

　　考虑到调理食品所含的盐分，许多人正积极地推动美国食品药品监督管理局就含钠食品的制备、包装和标签做出限制。他们的意图很好。使用盲法口味测试的研究表明，餐馆可以在烹制食物时少放盐，而不会影响它们的口感。许多公司考虑到不断增多的消费者低盐食品运动，已经做到了这一点。不少著名的快餐连锁店已经减少了许多食品中的钠。不过，它们并不喜欢大肆宣传，因为人们听到某种食品"更健康"时，通常会觉得它们"味道不好"。

　　有的公司试图通过更换盐的品种来安抚反钠运动者的情绪。比如，每单位粗粒盐中所含钠的比例实际上低于精制食盐，有些餐馆开始提供粗粒盐，希望人们食用等量的盐，但摄入较少的钠。当然，单位体积的粗粒盐的咸味也较淡，因此用餐者可能会加入更多的盐来获得相同的口感。不管怎么说，这都不是理想的解决方案。

　　同样，当政策制定者参与到这场食盐运动中时，他们的

────────────

① 这是有研究支撑的。有一项关于得克萨斯州8所小学的研究，对比了孩子自己带的午餐与学校食堂提供的午餐。研究发现，从家里带来的食物平均含有1 110毫克盐，而学校提供的食物含盐量少于640毫克。

干预往往会被误导。比如，纽约市政府通过了一些法规，要求连锁餐馆在菜单中给含有 2 300 毫克或更多钠的食品贴上警示标签。但是，2 300 毫克的钠已经很多了，这实际上是美国食品药品监督管理局建议的每日摄钠量的最大值。食品中钠的含量如此之高，口感就会很咸。如果你无法只凭口味察觉它是一种含钠量很高的食物，那你可能只是没注意而已。不管怎么说，根本问题不在于某些食物含有大量的盐，而在于有些公司悄悄地把钠放入食物中，而我们没想到里面有那么多盐。

调理食品中的钠含量可能不会全面下降，除非政府对法规做出重大改变，而许多美国人似乎不愿意让政府这样做。但是请记住，我们在这里讨论的是调理食物，不是所有的食物。如果你吃了足够多的加工食品或是总在餐馆吃饭，导致钠的摄入量严重影响了健康，那么你也会因为过度摄入了其他成分而伤害到自己。

—————————————— 底线 ——————————————

虽然在 18 个国家中有 95% 以上的人每天摄入超过 3 克钠，但只有 22% 的人每天的钠摄入量超过了 6 克。对健康人来说，他们目前的钠摄入量可能没有什么问题。就这些人而言,许多健康组织推行的极低钠饮食目标不仅难以实现,从医学的角度来看可能也不可取。请记住,含钠过低的饮食与心血管事件,甚至死亡的风险较高有关。

可以肯定的是,我们需要更多的信息以了解低盐饮食对我们的健康有什么影响。我们需要大型随机对照试验来评估低钠饮食的价值。通常来说,这种前瞻性试验的目的是证实我们在队列研究或病例对照研究中发现的关联。然而,流行病学研究表明钠含量很低的饮食可能有害,而非有益健康。

根据美国食品药品监督管理局的数据,大约1/3的成年人患有高血压,他们可能想减少盐的摄入量。对于其他人来说,我们从医疗机构获得的关于钠的可怕警告可能并不适用。

盐和许多其他东西一样,我们必须注意对它的态度不应两极化。太多的热量对我们有害,但这并不意味着什么都不应该吃。太少的运动可能不健康,但这并不意味着我们应该锻炼到受伤的程度。过多的日晒会导致癌症,但这并不意味着我们应该不出门。

"一切都要适度。"这句话虽然有点儿陈词滥调,但的确是真理。加工食品的钠含量往往高于我们需要或想要的,我们自己在家做饭通常更好。但是,如果你在家做的菜尝起来好像需要多放点儿盐,那可能确实需要再放点儿。

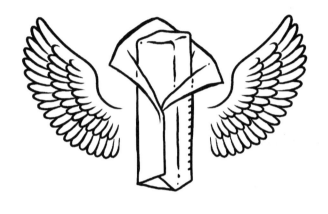

第 5 章

麸　质

当今社会，许多人都害怕甚至憎恨麸质，其实很少有人知道它究竟是什么。

我惊讶地发现，市场上竟然有这么多的食品被贴上了"无麸质"的标签。糖果的标签上写着"无麸质"，汽水、肉甚至蔬菜都是如此。奇怪的是，这些食物本身根本就不含麸质，宣称它们不含麸质的公司只是以此诱导你相信这些产品更健康。

什么是麸质？它是小麦、大麦、黑麦和小黑麦（小麦和黑麦杂交的物种）中所含的主要结构蛋白复合体。麸质富有弹性，能够使面包好吃又有嚼劲儿。

从饮食中去除麸质并不容易，因为各种加工食品中都可能含有小麦、大麦或黑麦。小麦是面包、汤、意大利面、麦片、酱料和许多其他食物的原料之一,食用色素、麦芽和啤酒的成分中有大麦,还有很多其他食品的原料中有黑麦。

在世界各地,人们都食用大量麸质,而且由来已久。2014年时,小麦占世界范围内食物热量来源的20%,比其他任何一种食物都多。2013年小麦的产量超过7亿吨,平均分给男人、女人和孩子,每个人将会分到200磅。

然而颇具讽刺意味的是,自2000年以来,美国的小麦消费量一直在下降。这可能是因为认为麸质会导致健康问题的人的数量激增。

然而,小麦消费量的减少显然并未减少麸质相关健康问题的发生率,这是因为麸质对绝大多数人来说毫无问题。当然,并非所有人都可以摄入麸质。如果你患有乳糜泻或对小麦过敏,那么避免摄入麸质是非常必要的。但是,如果你只是对麸质敏感,那么你不一定和上述人群面临同样的问题。

小麦过敏症与乳糜泻

有三类人可能需要避免摄入麸质:对小麦过敏的人、乳糜泻患者和对麸质敏感的人。然而,这三种情况并非一回事,前两种病症比第三种更为明确。

你可能已经想到了，对小麦过敏的人不能吃小麦，他们可以通过吃无麸质食物达到这一目的。

小麦过敏症非常罕见。在欧洲，小麦过敏症的患病率为0.1%，比对牛奶、鸡蛋、大豆、花生、树坚果、鱼类和贝类过敏更罕见。在亚洲，小麦过敏症的患病率为0.08%~0.21%。在美国，这个比例为0.4%~1%。在小麦过敏症患者中，儿童占很大的百分比，并且其中很多人长大后都不过敏了。

许多人认为，我们把太多反应归入了过敏的行列，但是如果医生已经诊断出你对小麦过敏，那么你可能需要遵循完全或基本不含小麦的饮食（具体取决于你过敏的严重程度）。除小麦之外，你可能还要注意避免摄入麸质。不过，这可能有些过头了。你不能吃小麦，并不意味着你不能摄入任何形式的麸质，或者说并不意味着你必须得避开麸质食物。不含小麦的饮食宽泛于不含麸质的饮食，因此更容易维持，也不太可能让你因此缺乏某些营养。

但是，患有乳糜泻说明你对麸质基本上都会有免疫反应，患这种病的人应该坚决远离麸质。

首例乳糜泻发现于大约130年前，患者表现为营养不良，特别是粪便色淡、有恶臭。最初，医生不知道导致乳糜泻的原因，但他们的直觉是解决办法为改变患者的饮食。起初，医生让乳糜泻患者避免摄入牛奶、水果和蔬菜，但这些饮食方面的改变似乎没有从根本上改善他们的病情。后来，医生认为低脂饮食可能是一种能够治愈的方法，但效果也不好。

　　到了20世纪40年代，乳糜泻的研究人员终于把目光投向了小麦，这多少要归功于第二次世界大战期间食物的匮乏。在第二次世界大战期间，因为禁运和饥荒，许多欧洲人吃不上面包和其他小麦制成的食品。具有讽刺意味的是，在这种严峻的形势下，乳糜泻患者的肠道健康状况明显改善。战后，根据这一线索，科学家得以确定麸质是乳糜泻的病因。

　　如果你患有乳糜泻，那么任何含有麸质的食物到达小肠后，你的身体都会发生异样。你的免疫系统将会认为有问题需要解决，立即高速运转起来。不过，实际上没有什么真正的危险，你的身体防御系统最后造成的伤害会超过益处。随着时间的推移，你的小肠内壁会长期发炎，从而无法吸收所需的全部营养。这会导致体重减轻、腹胀和腹泻，也可能导致身体其他部位得不到所需的营养。

　　乳糜泻的一大挑战是大多数人没有任何明显的症状，所以很难诊断。约20%的乳糜泻患者伴有便秘，10%的患者身体肥胖。多达75%的乳糜泻患儿体重超标或肥胖，他们看起来并没有出现营养不良的症状，起码不像你想象中的营养不良患儿。

医生诊断乳糜泻时,可以依靠几个事实。例如,有些人比其他人更容易患病。乳糜泻有家族遗传倾向,所以如果你的亲属患有乳糜泻,那么你患病的风险较高。此外,在1型糖尿病、唐氏综合征和特纳综合征患者中,乳糜泻的症状更常见;在自身免疫性甲状腺病或显微镜下结肠炎患者中也更常见。

某些血液检查可以帮助医生确定患者是否得了乳糜泻,但真正的金标准是内镜检查术,医生将摄像头和导管经患者的喉咙插入以观察小肠。此外,还要做一个活体标本检查(简称活检)。

对于已经被诊断为乳糜泻的患者来说,唯一的真正治疗方法就是无麸质饮食。目前没有治愈的方法,只要停止食用麸质,患者通常很快就会好转,但小肠完全愈合可能需要数年的时间。此外,如果他们再摄入麸质,所有的问题都可能再次出现。

最近有一项研究显示,美国的乳糜泻发病率大约为0.71%,也就是说大约141人中有1人患有乳糜泻。这与许多欧洲国家的情况相似。遗憾的是,大部分病例并未得到诊断,这是人们认为乳糜泻(进一步推论到麸质)是世界各地的很多饮食问题的原因之一。我们知道有这种病,但是很少有人意识到他们得了这种病。

在乳糜泻这个问题上，我深表同情。鉴于我刚才提到的统计数据，大约有300万美国人可能患有这种疾病，其中许多人未得到诊断。也就是说，在某种程度上，这是像我这样的医生的错。《普通内科学杂志》发表了一项研究，调查了2 400多例乳糜泻患者。其中只有11%是初级保健医生诊断出来的，其他通常都是由专科医生诊断出来的——因为初级保健医生提供的帮助有限，患者必须找专科医生。进行这项研究的人员还在初级保健医生中做了调查，发现其中只有35%的人曾诊断过乳糜泻。从统计学上讲，医生应该至少会碰到几例乳糜泻患者，所以这个比例太低了。

研究还表明，医生经常将乳糜泻误诊为其他病症。被诊断为肠易激综合征（IBS）的人患乳糜泻的可能性是未患肠易激综合征的人的4倍，也就是说我们经常将乳糜泻误诊为肠易激综合征；被诊断为缺铁和叶酸缺乏病并且按此病接受治疗的患者，有时其实是得了乳糜泻；甚至有个小孩被诊断患有孤独症（自闭症），但实际上是得了乳糜泻。

当医疗系统普遍地无法诊断出乳糜泻时，患者将会自我诊断。如果感觉胃不舒服，你可能就会想自己是不是得了乳糜泻，随即开始吃不含麸质的食物。如果感觉症状轻了一些，你可能就会确信麸质就是痛苦的源泉，但实际上可能是别的东西困扰着你，或者说症状减轻是由于安慰剂效应而不是肠道炎症减弱。如果你觉得自己得了乳糜泻，那么一定要去看医生，只有医生才能做出准确诊断。

因为我们认为大多数乳糜泻患者未得到诊断，有些患者权益倡导者提出我们应该进行乳糜泻筛查。然而，负责美国医学筛查建议的美国预防服务工作组发现，没有充分的证据支持广泛筛查，即使针对患乳糜泻风险较高的人群也是如此。活检不一定没有风险，而且乳糜泻也没有常见到必须全面筛查。因此，医生仍然在患者出现与乳糜泻相符的症状时，才对他们进行检查。

乳糜泻后果很严重，我不希望任何读者觉得我有轻视它的嫌疑。如果你患有乳糜泻，那么请你一定要坚持无麸质饮食。但对于本章后半部分讨论的其他症状来说，情况可能并非如此。

对麸质敏感的人只是有可能需要远离麸质

患有乳糜泻和小麦过敏症的人其实相对较少。此外，还有人声称患有麸质不耐受或对麸质敏感，但这都不是自身免疫性疾病（如乳糜泻）或过敏性疾病（如小麦过敏）。这两种情况与乳糜泻和小麦过敏有所不同，但其相关的一系列症状一直被归咎于麸质。

我并不是说自称对麸质敏感的人没有理由这样做。2011年，《美国胃肠病学杂志》上发表了一项研究。研究人员将34名自称对麸质敏感的患者随机分为两组，让他们分别接受两种干预措施中的一种。所有受试者接受的都是无麸质饮食。不过，研究人员每天额外给其中一组一个无麸质松饼和两片无麸质面包，给另外一组等量的含有麸质的松饼和面包。尽管第二组中有更多人抱怨症状恶化（疼痛、腹胀、疲倦和大便的稠度不够），但完全没有摄入麸质的第一组中也有40%的人抱怨出现了类似的症状。研究人员总结道："非乳糜泻麸质不耐受可能存在，但没有阐明这一机制的线索。"

这句简短而模糊的陈述引发了一场风暴。人们开始把生活中或健康相关的各种问题归咎于麸质，充分利用这一情绪的书籍纷纷面世。比如，戴维·珀尔马特在《谷物大脑》一书中宣称，麸质"是人类最大、最受低估的健康威胁之一"。

我们知道，人类几千年来一直未曾停止摄入麸质。尽管如此，我们还是成功地掌管了地球。有人认为现代小麦所含的麸质比以前多，但科学家对此进行了研究，发现至少在20~21世纪的美国，小麦育种并没有导致其中的蛋白质含量或麸质含量增加。因此，我们祖先摄入的麸质似乎并不比今天我们所摄入的更有益。

此外，近几十年来，小麦粉的消费量也没有稳步增长。1880年的美国，小麦粉的年人均摄入量达到峰值，约为225磅；随后不断下降，在20世纪70年代初降至低点——110磅；然后再次上升，2000年时达到146磅，但与1880年美国人的小麦粉（或者说麸质）摄入量差得还很多。因此，不能只是因为我们吃的小麦粉越来越多，就说现在的麸质问题比过去更严重。

然而，很多人都不知道这些发现，或者说对这些发现无动于衷。2014年，有预测称美国人到2016年将在无麸质食物上花费150多亿美元。无麸质已经成为一股巨大的潮流，但同时也是一个巨大的商机。就连我的许多朋友也开始相信麸质很可怕，一般来说，他们可比大多数人更了解这种物质。

要知道，这一风潮基本上源于一项只涉及34名受试者的小型研究。研究结果模棱两可，无法使人们确信放弃麸质的患者绝对会得到健康状况的改善。事实上，有很多人反对这项研究结果。

这些研究人员并不满足于上述的研究，而是专门研究了麸质敏感问题。他们设计了一项更好的研究来证实他们的发现。这次，他们的设计更为复杂，包括在研究过程中给予受试者不同数量的麸质，看他们的症状会如何改变。这次的发现是什么呢？"我们没有发现可以证明麸质对非乳糜泻麸质敏感的患者有什么特别影响的证据，也没有发现与剂量有关的效应。"换句话说，就麸质敏感问题而言，无麸质饮食与含麸质饮食没有什么区别。

研究人员进一步试图控制他们一手创造的"怪物"。在2014年发表的一项研究中，他们检查了那些声称自己对麸质敏感的人。在147名受试者中，有72%的患者并未达到确诊标准，尽管他们进行过自我诊断或被除医生以外的人士给出过这个诊断。此外，有25%的人即使采用无麸质饮食，症状也没有得到很好的控制。

与许多其他伪科学一样，在一个想法失败后，人们很快就会锁定另一个想法。当反对麸质的证据变弱时，科学家开始将注意力转向可发酵的寡糖、二糖、单糖和多元醇，简称"FODMAPs"。这些物质不仅存在于含麸质的食物中，也存在于不含麸质的食物中，例如洋葱、油梨和大蒜。很显然，这次撒下的网更大，为某些人提供了一个全新的禁忌食物清单。遗憾的是，这些饮食的功效以及确定可能从中受益的人的方法，就像麸质敏感的概念本身一样，未经证实。

拒绝麸质实际上可能有害

人们开始把各种问题归咎于麸质，包括那些与小肠无关的问题。以反疫苗主张著称的演员詹妮·麦卡锡认为，无麸质和无酪蛋白的饮食有助于改善她儿子的孤独症类似症状。曾主持过美国脱口秀电视节目《观点》（*The View*）的伊丽莎白·哈塞尔贝克，实际上是一名乳糜泻患者，她大力推广无麸质饮食，认为这类饮食对大多数人都有益——甚至包括那些没有患乳糜泻疾病的人。从不会错过任何饮食潮流的女演员格温妮丝·帕特洛，也倡导人们通过无麸质饮食改善自身健康。还有人信誓旦旦地宣称，从饮食中去除麸质可以改善糖尿病、湿疹、注意缺陷多动障碍、阿尔茨海默病等。这些说法中的大多数都没有经过高质量研究证实，这没有什么值得奇怪的。

我并不是反对人们吃得更健康。如果你不吃麸质是因为这能让你少吃加工食品，那么很好。如果你这样做是为了摄入更少的碳水化合物和更多的蛋白质和蔬菜，那么也很好。很多人发现，他们远离麸质时会达到减肥的效果，但这可能与麸质本身无关，更可能是因为在放弃麸质的同时，他们也放弃了面包、啤酒、精制碳水化合物、面食，以及许多其他让我们变胖的加工食品。

更重要的是，即使你把无麸质饮食视为一种减肥方法，也没有任何确凿证据表明它比任何其他流行饮食法更有效。另外，也没有可靠的证据支持麸质是全球肥胖流行的原因，所以从这儿开始推理没有什么逻辑可言。

　　无麸质饮食还有可能起不到减肥的作用，反而使你变胖。2006年发表的一项研究结果显示，有371名乳糜泻患者接受了无麸质饮食。两年后，81%的受试者体重增加。一项涉及儿童的类似研究发现，在孩子们换成无麸质饮食后，体重超重的百分比几乎翻了一番。还有一项研究调查了58名西班牙乳糜泻患者所采用的无麸质饮食，结果发现与含有麸质的饮食相比，这些患者的饮食含有较多的脂肪和较少的纤维。饮食中含有更多的脂肪并不一定意味着饮食不健康（详情见第1章），但这意味着摄入过多脂肪的风险更大。

　　不过，我们如此关注麸质，也产生了一些好的结果。当我与乳糜泻患者聊天时，他们往往很感激现在有很多餐馆和食品公司提供了这么多的无麸质食品。不久之前，他们的选择很少，坚持无麸质饮食要困难得多。现在，他们喜欢的很多食品都有了无麸质的选择。对于这些人来说，生活已经有了很大的改善。

　　不要忘记乳糜泻患者别无选择，他们必须避免摄入麸质。但是，对于我们其他人来说，用无麸质食品代替含麸质的食品可能会事与愿违，破坏快乐时光。

　　《华尔街日报》上的一篇文章显示，与同类别含有麸质的食品相比，无麸质食品有时含有较多的钠和碳水化合物、

较少的纤维和蛋白质。无麸质谷物中的维生素和矿物质含量
要比含麸质的谷物少得多。不含麸质的面粉代替品，如大米
淀粉、马铃薯淀粉和玉米淀粉，都属于精制碳水化合物，可
能应被归为不健康的饮食。有一项研究追踪了几千名医务人
员，时间跨度超过25年，结果发现那些摄入麸质较少的人对
于全谷物吃得也比较少（这会导致心脏得不到很好的保护）。
与普通面包圈相比，无麸质面包圈会增加1/4的热量，含有
2.5倍的脂肪和两倍的糖，而纤维含量则减少了一半。它们
的价钱也更高。

　　无麸质饮食会导致营养素缺乏，比如维生素B、叶酸和
铁缺乏。严格坚持无麸质饮食的人摄入的镁、铁和锌都较
少。最起码那些必须吃无麸质食品的人需要接受教育和帮
助，以抵御不吃麸质导致的营养素缺乏的情况。

　　那么，为什么这么多人认为他们吃不了麸质呢？最简
单的解释是反安慰剂效应。我们已经讨论过安慰剂效应，就
是因为预料会得到益处而得到了益处。反安慰剂效应则恰恰
相反，人们会因为预料会受到负面影响而经历负面影响。例
如，2014年研究人员发表了一项元分析，研究了疼痛的反安
慰剂效应。他们找到了10项研究，其中研究人员给予受试者
惰性物质，然后暗示他们的症状可能恶化。与医生不做暗示
相比，得到暗示的受试者感受到的痛苦更多一些。

这里的关键信息是医生和患者说话时应该小心,因为暗示可能发生不好的事,可能会成真。鉴于现在人们似乎无法避免关于麸质有害的警告,不管这类"狂轰滥炸"是来自朋友、家人、名人,还是医疗界人士,人们一食用含有麸质的食物就感觉不好也不足为奇了。

无麸质饮食成为主流的另一个可能是,它赶上了抵制碳水化合物的浪潮。阿特金斯减肥法、原始人饮食法及全食30(Whole30)饮食法等生活计划基本上都是低碳水化合物饮食,让人们更多地从蛋白质和脂肪中获得热量。麸质及其相关的疾病和症状,为人们提供了可以用来斥责碳水化合物不健康的证据。摄入太多的碳水化合物会导致体重增加和肥胖,仅承认这一点是不够的。实际上,我们更容易相信它们在化学层面上对我们不利。

这一迷思并没有日渐式微。在2016年的一项研究中,研究人员使用纵向调查数据来评估有多少美国人接受过乳糜泻检查。他们还研究了接受调查的人中有多少人之前已经由医师诊断出乳糜泻,并且坚持无麸质饮食。他们发现,符合这些标准的患者中有106人经实验室检查证实患有乳糜泻,而其余的213人(人数是前者的两倍多)没有确诊。这些数字听起来可能很小,但分别代表了176万和270万人。

2009—2014年,乳糜泻的发病率比较稳定,但严格坚持无麸质饮食的人群的比例却并非如此。2009—2010年，严格坚持无麸质饮食者的比例为0.52%；2011—2012年，这一比例上升到0.99%，2013—2014年这一比例达到1.69%。况且，这一数值无疑是被低估的。许多崇尚无麸质饮食的人并没有完全做到坚持无麸质原则，还有许多其他人似乎没有什么科学根据，只是单纯地不吃麸质。

———————————— 底线 ————————————

如果你患有乳糜泻，就需要坚持无麸质饮食。如果你确实有对小麦过敏的情况，就不要摄入小麦。但是，如果你认为自己对麸质敏感，那么你最好把自己的精力和金钱用在别的饮食方法上。简而言之，大多数认为自己对麸质敏感的人都没有这种病症。

我无法证明麸质敏感不存在，它可能是存在的。我想有些人会对麸质有异常的反应，但这些反应既不符合乳糜泻，也不符合小麦过敏的症状。不过，这种情况可能相当罕见。即使非乳糜泻麸质敏感的支持者也表示，不同人群的患病率为0.63%~6%。无论实际的比例如何，都远不及那试图远离含麸质食品的消费者的比例——高达1/3。

虽然几乎没有证据表明无麸质饮食会给消费者带来任何

好处，但它确实让食品公司赚得盆满钵满。贴有无麸质标签的产品，其全球销售额从2010年的115亿美元增加到2014年的230亿美元。2016年，就连无麸质狗粮的销售额都达到了21亿美元。请让我重复一遍：无麸质狗粮。

　　与其他物质一样，如果你认为自己对麸质敏感，最好去看医生。如果医生推荐无麸质饮食，请他或她拿出相关的证据来。我敢打赌，实际上医生拿不出什么证据。

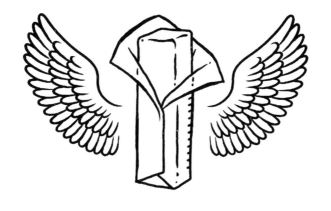

第 6 章

转基因食品

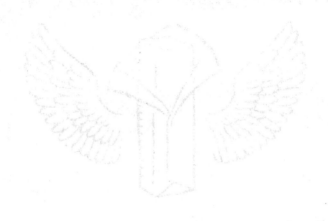

1966—1967年，印度连续遭遇干旱，农作物损失严重，因此许多观察家认为印度注定会陷入极为严重的饥荒。1968年，斯坦福大学教授保罗·埃利希出版了畅销书《人口炸弹》，更是加剧了这种恐惧。埃利希在书中预测，20世纪七八十年代，因为印度等国无法在粮食方面自给自足，数亿人将会饿死。

　　显然，保罗·埃利希并没有见过诺曼·博洛格。《人口炸弹》一书出版之前20年，也就是20世纪40年代，博洛格在墨西哥试图培育高产抗菌的小麦品种。他获得了极大的成功，不过还有一个问题：每株小麦上结了太多太重的穗，秸秆挺不直，不容易收割。

　　博洛格并没有放弃，而是研究如何将高产抗菌小麦与日本的矮秆小麦杂交,创造出更矮且谷穗更重的品种,他成功了。博洛格的半矮秆小麦显著提高了农民在每英亩[①]土地上种植小麦的数量,墨西哥农业部门迅速地对此张开了怀抱。到20世纪60年代初,墨西哥农民种植的小麦数量是改良之前的7倍。

20世纪60年代中后期,当饥荒在印度肆虐以及埃利希的书上架时,博洛格正不知疲倦地将他改良后的小麦引入南亚,效果如奇迹一般。例如,在博洛格把小麦引入印度后不久,小麦产量翻倍,印度躲过了饥荒,数百万人得以存活。

为此,博洛格于1970年获得了诺贝尔和平奖,但他的故事并未就此完结。

博洛格的半矮秆小麦遇到了一些无法通过简单杂交解决的问题。在亚洲,小麦对水分的需求从长远来看似乎无法满足。在非洲,农民很难为半矮秆小麦找到足够的肥料,也无法保护其免受更新、更强的真菌菌株的侵害。老办法似乎不顶用了。

于是,博洛格开始支持基因修饰。他指出,早期的农作物杂交技术从根本上来说是一种通过修改其基因来为人类谋福祉的方式。他推断,随着科学的进步,我们改良农作物的方式也会进步,我们的食物供应也是一样。

---

①   1英亩≈0.004平方千米。——编者注

当时，遗传学家正在改进技术，重新设计动植物细胞内的生命密码，他们都很高兴能够推进博洛格所倡导的事业。毕竟，博洛格是诺贝尔奖得主，也是所谓的绿色革命的先驱。当然，这项新的工程也将是社会的福音。

但是，博洛格倡导的转基因生物（我们今天通常称之为"遗传修饰生物体"，英文缩写为GMOs）后来遭到了强烈的抵制。事实上，公众对转基因生物的反感如此之强烈，以至于2014年（博洛格去世5年后），备受尊崇的英国报纸《卫报》发布了一篇博客，标题为"诺曼·博洛格：人道主义英雄还是社会的威胁？"

要想知道这到底是怎么回事——为什么这一整类农产品会受到这样的诽谤，以及为什么印度的救星也被归为同一类——我们需要明白转基因作物究竟是什么。不过，我们也需要仔细看看关于转基因作物如何影响有关人类健康的研究。因为既然博洛格的半矮秆小麦挽救了数百万人的生命，我们就有理由相信转基因作物还可以拯救更多的人。另外，没有一丝证据表明转基因作物造成了任何危害。

转基因作物简史

也许没有哪种食物会像转基因作物那样迅速或决然地将

人们区分开。我认识的许多人都相信,这些基因经过专门设计的水果、蔬菜和动物仿佛弗兰肯斯坦创造的怪物。许多组织(例如非转基因项目和食品安全中心)似乎确信转基因作物将会使人类灭绝。如果你不同意他们的观点,你显然就会被看作大农业的一颗棋子。

但是,正如博洛格的经历告诉我们的那样,人类一直在努力改变我们的食物的基因。从史前时代开始,农民就一直改善家畜育种以增加其抗寒能力和体型。他们还对不同的植物和树木进行交叉授粉和嫁接,以获得更新奇、更美味、各方面更好的水果和蔬菜。20世纪30年代,种植者开始对种子进行辐射处理,希望引发理想的突变。如今,科学家使用一种革命性的基因编辑技术"CRISPR-Cas9",就能够以惊人的精确度改变DNA(脱氧核糖核酸)。

想知道为什么有人希望重写植物或动物的基因组吗?想象一下,假如你是一个农民,你的玉米作物面临着杂草的危害。你得到了一种强大的除草剂,但它也会使玉米作物颗粒无收。你真正需要的是一种不会伤害玉米的除草剂,或者不会被除草剂伤害的玉米。

假设科学家发现了对除草剂免疫的细菌。这些细菌能够产生一种酶,可以在除草剂对它们造成伤害之前将其中的毒素分解。科学家希望你的玉米也能具有相同的能力,于是他们找出那个使细菌产生对除草剂免疫的酶的基因，然后从细菌的DNA中剪出该基因，将其放入玉米种子的DNA中。这些种子长成的玉米植株将能够产生那种酶，从而也能够抵抗除草剂。问题解决了。

这听起来像是科幻小说，但科学家早已做到了这一点。如果你（还是上述情境中的那个农民）在田里种了转基因玉米，你就可以给它们喷上除草剂，保证杂草都被杀死但玉米作物存活。使用相同的技术，理论上来讲科学家也可以创造出这类作物；它们更有营养，能够在不同的气候条件下生长，需要更少的水和肥料，或者对某些疾病具有天然的抵抗力。

转基因作物有很大的潜在益处。同样重要的是，我们应该意识到这种遗传修饰也发生在自然界中。DNA突变最终会提高某些物种的适应性，从而有益于它们的生存，使它们能够在没有人为干预的情况下克服挑战。这就是达尔文提出的自然选择发挥作用的进化论。基因技术只是大大加快了这个过程，并且允许比自然界中更为具体的变化发生——自然界中的遗传变化通常是在随机突变停止的过程中偶然发现的。

转基因作物真的很常见。美国种植的大豆有90%以上都是转基因作物。大约有80%的玉米和棉花也是一样。你每天购买的一半以上的加工食品的原料中都有转基因作物。全球大部分转基因作物都种在加拿大,其次是巴西,然后是阿根廷、美国和印度。2013年,全球约有12%的农田被用于种植转基因作物。

尽管转基因作物无处不在,也明显对环境和人类福祉有益,仍有许多人极力反对。他们的理由千差万别,但有一点不变:因为转基因作物"并非自然界的产物",所以不健康,也不安全。不过,这种推理不仅不科学,而且在许多不同的层面上都是错误的,我希望读完本章之后你会同意这一点。

支持和反对转基因生物的例证:支持占主导

迄今为止,没有任何确凿证据表明食用转基因作物比非转基因作物更危险。但是,我说的话你可能不信。

2004年,美国国家科学院医学研究所和国家研究委员会发布了一份报告,回顾了所有关于转基因作物和健康之间关系的证据。它们的结论是,没有任何证据表明转基因农作物对人类的危害大于传统农作物。

欧盟也针对转基因作物的安全性做了自己的研究。根据欧盟的报告,从130多个研究项目得出的主要结论是,生物技术——特别是转基因作物——并不比传统的植物育种技术风险大(说明:这是我从中总结的)。"这些研究涵盖了超过

25年的研究，涉及500多个独立的研究团队。"

在健康或者其他方面，转基因食品不比其他食品好，也不比它们差。美国医学会认同这一点，美国国家科学院、英国皇家学会和世界卫生组织也是一样。这些组织都没有说转基因食品完全安全。相反，它们表示转基因作物和传统农作物安全程度相同。这是因为即使不是由转基因作物制成的食品，也不是很安全。有些人对某些食物过敏，还有人由于不同的原因而对食物有不良反应，比如，患有乳糜泻的人摄入麸质就会发病。

如果转基因食品和其他食品的安全性一样，那就说明在某个地方的某人可能会对它们产生不好的反应，但是，食用转基因食品的风险不大于也不小于其他任何食品。

然而，这个确凿的事实似乎并没有让转基因食品的反对者感到安心。如果你是在美国读这本书，你很可能就在这个阵营里。2015年皮尤研究中心在一项民意调查中向美国人提出食用转基因食品是否安全的问题。超过1/2的人表示不安全，只有约1/3的人表示他们认为转基因食品总体上是安全的。

在这项民意调查中，美国科学促进会的科学家被问了同样的问题。具有讽刺意味的是，只有11%的人认为转基因食品不安全，而88%的人认为基本安全。

　　至少可以根据这项调查推断,大多数美国人似乎并不关心科学家的想法。当被问及他们认为科学家对转基因作物的健康影响有没有清晰的认识时,有2/3的受访者回答了"没有"。事实上,与其他问题相比——包括疫苗、进化乃至全球变暖等一系列有争议的话题——美国人对转基因作物的看法与科学家的分歧最大。

　　并非只有美国人对转基因作物感到恐慌。在欧洲,有关转基因作物的使用和销售的法规比美国更严格。许多亚洲国家拒绝购买任何含有转基因作物的产品,即使转基因的含量很少也不行,公众对其安全性的担忧甚至比在美国还要广泛。

　　为什么一谈到转基因食品,人们就如此不相信科学?一个原因是他们担心对这些食物产生原来没有的过敏症状。虽然食品公司通常会进行过敏测试,但批评者认为它们本可以做得更多。

　　我并不是不同意这种看法,但有些人更进一步,争辩说因为我们不可能测试转基因食品的所有过敏反应,所以消费者应该对所有转基因作物保持警惕。这种说法似乎太过激了。毕竟,我们也没有测试非转基因食品的全部过敏反应,但这并没有阻碍我们吃这些食物。

　　反对转基因作物的另一个理由是,它们会增加除草剂的使用，而除草剂可能是有毒的。这种可能性值得研究，但它当然还没有得到证实。正如我前面提到的，如果转基因农作物就是为此设计的，实际上可以减少农民对化学药品的使用。

这种对转基因作物的反对意见与一个更大的反对声音有关，即认为转基因作物对环境有害。在这方面，证据也是参差不齐，既有支持的也有反对的。一方面，正如我刚刚提到的，转基因作物在许多方面可以减少化学药品的使用。另一方面，如果农民知道更强效的化学药品不会杀死作物，从而多多使用，可能就会导致病虫害的抗药性增强。此外，一些被插入了特殊基因的转基因作物也可能会流出实验室，2013年美国俄勒冈州就发生过这样的事。俄勒冈州的一个农民用除草剂草甘膦喷洒田地后，发现有几小块麦田中的麦子持续生长。这个农民把一些样品送到了实验室，结果发现这是孟山都公司研发的转基因小麦品种，但是大约10年前在获得美国国家环境保护局的批准之前就已经停产了。没人知道这个品种怎么到了这个农民的地里。

当然，非转基因作物也可以获得这些能力。细菌可能对抗生素产生抗性，无须我们进行任何遗传修饰。不需要我们插手，杂草就会对除草剂产生抗药性。生命是在不断进化的。

许多关于转基因作物的研究都是由具有内在利益冲突的公司完成的,这给这场辩论增加了一个复杂因素。"基因工程风险信息系统"(GENera)在收集能得到的所有关于转基因作物的证据,目前已经收集了超过1 080项关于转基因作物相对风险的研究。总体来说,其中只有大约1/3的研究是由中立的第三方实施的——研究结果对它们没有任何经济利益,这个比例不算少,但也不算特别多。

2014年,基因工程风险信息系统发布了一份报告,系统地回顾了关于转基因作物的独立研究。这份报告着眼于10年间的新研究,以描述当时科学界的独立共识。作者总结说:"到目前为止进行的科学研究,还没有发现与使用转基因作物直接有关的任何重大危害。然而,辩论依然很激烈。"

如果想知道什么是轻描淡写,这句话就是。

在标签上注明转基因并不像看起来那么有用

尽管有证据表明转基因食品与我们所吃的其他食物一样安全,但许多人还是将其排除在外。如果政府不禁止转基因作物(因为它们没有表现出这样做的意愿),那么人们希望餐馆和食品公司至少不要在它们提供的食物中使用转基因作物。

这样做会有一定的后果。强制食品公司将转基因作物从其供应链中移除,消费者是要为此埋单的,因为这些公司可能不得不放弃价钱较低的供应商,然后将额外的费用转嫁到消费者身上。这也会让人们认为,非转基因食品在某种程度上品质更好,尽管并没有证据支持这一想法。

避开转基因作物并不容易。2015 年,美国快餐品牌"墨西哥风味快餐"(Chipotle)从自己的惨痛经验中明白了这一点。当时,这个品牌宣布其旗下的餐馆只提供非转基因食品。后来人们发现,这些餐馆的汽水机制作的饮料中含有转基因玉米糖浆。此外,餐馆用的一些肉来自吃过转基因饲料的动物。

正如上述案例所展示的那样,将转基因作物完全从我们的食品供应中移除,真的非常难。一个原因是我们无法简单地定义哪些是转基因作物,哪些不是转基因作物。非转基因倡导组织——至少是那些积极关注农作物的组织——似乎能完全理解"自然杂交作物以产生理想的性状",但在转基因作用(即在物种间移动基因)方面就存在问题了。我前面举的把 DNA 从细菌转移到玉米中的例子,就是转基因作用。转基因生物的大多数定义都集中在这一过程上:将外源 DNA 整合到生物体的基因组中。

但是,如果我们直接改变一种植物的基因呢?由此产

生的有机体仍然是转基因作物吗？革命性的基因编辑技术
"CRISPR–Cas9"具有改变植物基因组成的巨大潜力，因为
这种技术涉及基因操作，所以某些人觉得很不安。不过，美
国政府并不认为这种技术处理过的植物是转基因作物。

　　长期以来，我们用各种射线照射种子从而引发突变的做
法又该如何看待呢？早在转基因作物出现之前，我们就已经
容忍这种做法很久了。具有讽刺意味的是，与其他基因操作
方法相比，辐射育种的可控性要低得多，更可能导致意想不
到的后果，因为它太不精准了。严格来讲，通过这种方法培
育出的农作物也不是转基因作物。

　　如果我们扩大转基因作物的范围，将其定义为人为干预
所创造的任何有机体，这个词听起来就不那么可怕了。为了
增强某些特性而培育动物或植物将属于这一定义的范畴，嫁
接树木也是。这些过程显然是安全的，我们这么做已经有几
千年的历史了。它们也是养活人类的强大工具。如果博洛格
没有创造出半矮杆小麦，几百万人就会饿死，谁能说那样更
好呢？

　　奇怪的是，当同样的遗传技术被用在医学领域时，人们
似乎就没有什么顾虑。拯救了无数糖尿病患者的胰岛素，最
初是从猪和牛的胰腺中提取的。然而，许多人对这种胰岛素
过敏，因此科学家开始合成胰岛素，使其耐受性更强。为了

达到这一目的，他们使用了大量的基因操作。首先，科学家合成基因来构建组成胰岛素分子的两条链。然后将它们拼接在一起，形成叫作质粒的环状 DNA。质粒可以在细菌之间转移，同时传递性状（这是细菌相互传递抗生素抗性的一种方式）。在这个例子中，细菌传递的是制造胰岛素的能力。多年来，糖尿病患者注射用的胰岛素是由转基因大肠杆菌制造的。如今，大多数人都在使用由大肠杆菌或酵母菌产生的重组人胰岛素。

没有什么人抗议用基因修饰手段制造胰岛素药物。为什么当这些技术被用于改良食物时，我们就开始抱怨了？是食物的哪个方面让我们变得这么不理性呢？

就转基因作物而言，比我们的不理性更令人不安的是，它似乎影响了食品政策。2016 年，佛蒙特州成为美国第一个要求食品标签上注明是否含有转基因作物的州。奶酪不在这项法律的限制范围之内（佛蒙特州是主要的奶酪生产商），那些食用过转基因饲料的牲畜的肉也不在其中。毕竟，该州立法者不想伤害当地企业的利益——当然只是那些不道德的大食品公司的利益。

许多公司很讨厌这项法律（这很好理解），因而开始停止在佛蒙特州售卖它们的产品。但是，也有些公司试图遵守法律，不过在政策执行中也暴露出佛蒙特州的这项规定存在更大的缺陷。

　　有些大食品公司并没有为它们在佛蒙特州销售的产品贴上不同的标签,只是简单地将有关转基因成分的新内容加到所有的标签中,并不区分产品在哪里销售。但是,如果其他州也开始实施不同的食品标签规定呢?这将是一场灾难。就连对于根基牢固和资源丰富的大公司来说,这都是很难面对的问题;对小公司来说,这一政策的执行基本是不可能的。

　　事实证明,联邦政府的解决方案比较合适,即使对那些反对在标签中注明转基因成分的公司也是如此。2016年7月,当时的美国总统奥巴马签署了《(美国)国家生物工程食品披露标准》,为转基因食品标签制定了全国标准,也使各州的商标法因此失去了实际意义。不过,这项标准并没有明确规定某些成分的具体处理方法。例如,如果产品中使用的油是从转基因食品中提取的,这种油就不一定含有修饰过的DNA。这种产品虽然来自转基因生物,但如果不含有修饰后的DNA,那么也不必贴上转基因标签。该标准还在如何标记产品中的转基因成分方面给予了食品公司相当大的自主权。食品公司可以简单地在标签上注明相关信息,或者印上二维码,消费者就可以通过扫描二维码登录包含此信息的网站。当然,绝大部分人都懒得访问网站,在商店购物时进行访问的人就更少了。

尽管并非每个人都像我这样关心这项标准所代表的令人不安的反科学冲动，但我并不是唯一意识到这项法律没有用的人。许多反转基因活动人士也十分不满。他们认为这项标准根本起不到作用，而且他们是对的。我最喜欢的一个回应是，当时正参加美国总统竞选的参议员伯尼·桑德斯（作为佛蒙特州的参议员，他支持在标签上注明转基因成分）在推特上发了一张图片———一罐可口可乐和一袋玛氏花生巧克力豆，并配文："你能从这张照片中看出哪些产品含有转基因成分吗？"

桑德斯意在嘲笑这样一个事实：巧克力豆外包装上面的小字和可口可乐汽水罐上的二维码并没有使人们更方便地了解这些食物是否含有转基因成分。不过，针对桑德斯选择的这两种产品来说，我们真的需要看标签才能知道它们不健康吗？人们对食物中转基因成分的关心不应该胜过食物本身。即使可口可乐汽水和巧克力豆完全不含转基因成分，人们也不会说它们对人体有益。

———————————— 底线 ————————————

作为一个看重事实的人，我希望随着证据的积累，公众对于转基因作物安全性的观点会有所改变。也许最有说服力的证据之一就是2016年美国国家科学院、工程院和医学院发表的一份报告，我认为这是有史以来对转基因作物安全性最全面的一次回顾。我鼓励你去读一读，但它有388页的内容，大多数人宁愿选择放弃读报告的时间做点儿自己喜欢的事情。所以，我在这里总结一下这份报告的要点。

是的，转基因作物存在着很多争议，但我们现有的证据表明它们与传统食物一样安全。在未来，改变植物的DNA可能会导致新的食物过敏反应，但目前还没有相关发现，而且传统食物也可能使人过敏。

尽管如此，转基因作物还没有实现大幅增产。换句话说，博洛格养活全世界的梦想还没有实现。转基因生物有助于农民更轻松地种植农作物并消灭害虫，但可能使农作物长得更快或更好的转基因技术尚未完全成功。

可以说，转基因生物确实会对环境造成一些负面影响。例如，对除草剂产生抗性的作物让农民使用更多的除草剂来控制田间杂草。这导致了"超级杂草"的出现，它们就像农民试图保护的作物一样对除草剂产生了抗性。我们不应该有这样的误解：因为转基因作物可以安全食用，我们就可以胡乱修改与人类共享这颗行星的生物的遗传密码，这样可是会把事情搞砸的。

现在，你不用再去读这份报告了，也不必为此感谢我。

很多论据和研究都表明转基因作物是安全的，但关于转基因作物影响了食品行业权力平衡的论点也是合理的。根据美国最高法院对戴蒙德诉查克热巴提案（Diamond v. Chakrabarty，1980 年）的裁决，可以为转基因生物申请专利。这意味着通常由大型食品公司出售的转基因种子可能受到严格的限制和控制。过去，农民会留出一定数量的作物当作下一年的种子。通过努力，他们可以自给自足，省下买种子的钱。现在，由于有转基因生物专利和执行这些专利的法律，食品公司可以让农民签署协议，规定种子只能用一季，不能为下一年留种子。这些公司还可以测试农民种植的作物，如果他们未经许可用了该公司的种子，公司就会起诉他们。这种反乌托邦的情景是反转基因活动家的共同愿景，虽然实际发生的次数远不像你在网上看到的那样多，但确实有这种情况发生。

这些问题出现的原因是不完善的农业以及约束农业综合企业的法律，而不是转基因作物本身。转基因作物远比大多数人认为的要好，没有证据表明吃转基因食品会增加食物过敏的风险，或者对我们的胃肠道产生负面影响，又或者以任何方式干扰我们的DNA。吃转基因食品与癌症、孤独症、肥胖、肾病或任何其他疾病无关。含有转基因成分的食物本身并非比不含转基因成分的食物不健康。那些宣称产品"不含转基因成分"的食品公司为的是自己的利益，而不是你的利益。

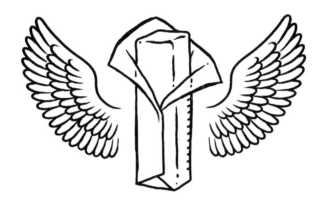

第 7 章

酒

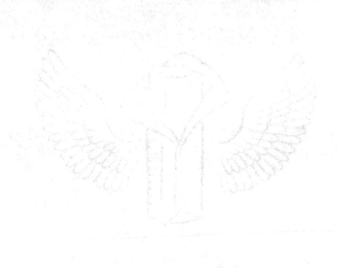

我爱喝苏格兰威士忌，总是不厌其烦地向那些不喜欢这种酒的人推荐。我的妻子就不喜欢喝苏格兰威士忌，她觉得"拉弗格10年"闻起来就像止咳糖浆，而我觉得这个味道就像天堂一样美妙。萝卜白菜，各有所爱。

不久前的一个傍晚，我坐在阳光房里喝了点儿苏格兰威士忌。我满足地欣赏着窗外的落日余晖和玻璃杯内如天堂般温暖的威士忌，这时我的大儿子走了进来，他对我说我这样会死的。当我回过神来问他原因时，他说："因为你在喝酒。我们学校的卫生保健老师告诉我们，喝酒会导致死亡。"

毫无疑问，酗酒十分危险，但这并不意味着酒本身不好。事实上，医学研究已经发现，酒与很多健康益处有关。

可以肯定的是，关于酒的消息并非都是正面的，也没有足够的证据让我们推荐大家喝酒。不过，确实有足够的证据表明，我可以坐在阳光房中偶尔喝上一点儿苏格兰威士忌，无须担心自己会早逝。

我发现这不是我第一次不同意儿子的卫生保健教师的观点了，当然这也不会是最后一次。我的妻子艾梅是一个聪明的女人，她劝我放下这个问题，不要与老师或是儿子争论。[①]但是为了我自己，也为了儿子，我有必要澄清这个问题。否则，我的儿子长大后可能会害怕饮酒，对饮酒的风险没有正确的认识，也没有机会享受饮酒的益处——其中的益处比你想象的要多。

关于酒与健康，我们都知道些什么？

人们对于酒精是有争议的，关于它的研究也有很多。我会快速回顾一下其中最好的一些研究，但也不是完全忽视细节，所以你知道我并不是在挑选最乐观的证据来掩盖负面证据。

研究饮酒对健康的影响由来已久，但最有力的研究出现

---

① 老师们并没有完全脱身，我会给他们一人买一本我写的这本书。

在最近的几十年间。例如，1990 年发表的一项流行病学研究，包括了自 1959 年以来研究人员追踪调查 27.5 万余名男性的研究结果。与从不喝酒的受试者相比，每天喝一两杯酒的受试者死于冠心病和全因死亡（因为各种原因死亡）的风险都显著降低。风险研究有时会关注某个特定的原因（上述研究中为冠心病）和所有的死亡原因。研究全因死亡的结果更有力。毕竟，如果某种干预手段只是降低了受试者死于某个特定原因的可能性，同时让受试者死于其他原因，那么干预措施其实没有什么益处。

如果你相信这项观察性研究的结果，你会得出这样的结论：适度饮酒的人（对于男性来说，意味着每天喝一两杯）可能更长寿。每天喝三杯或更多酒的人（大多数专家认为这属于重度饮酒）死于冠心病的风险较低，但全因死亡风险较高。

2004 年的一项观察性研究得出了类似的结论。这项研究追踪了大约 6 600 名男性和 8 000 名女性，用时 5 年，结果发现与完全不喝酒的人和每天喝两杯以上的人相比，平均每天喝一杯酒的人的死亡率较低。

很多研究都得出了类似的结果。即使是发表在一本标题令人沮丧的杂志《酒精中毒：临床与实验研究》上的一项研究也认为，适量饮酒似乎与全因死亡风险的下降有关。

　　根据这些研究以及很多其他研究,饮酒的主要好处似乎都与抑制心血管疾病有关。特别是男性,他们似乎能喝很多酒——酒量超过绝大多数人,但仍可以获得这种保护。

　　谈到癌症时,情况就不是那么乐观了。2007年发表的一项研究涵盖了队列研究"妇女健康倡议",结果发现饮酒量增加与乳腺癌风险的提高有关。2014年的一项系统性回顾研究范围更为广泛,研究了酒和乳腺癌之间的关系,结果发现每天多喝一杯酒,乳腺癌的相对(而非绝对)风险会增加2%。虽然这在统计学上属于显著增加,但增幅很小,就说明饮酒对女性乳腺癌的整体绝对风险作用很小。

　　对于酒与其他癌症之间的关系,也有类似的研究发现。有一项元分析追踪了饮酒量和结直肠癌发病率的关系,结果发现重度饮酒者(不是轻度或中度)罹患结直肠癌的风险增加。还有研究发现饮酒与膀胱癌或卵巢癌无关。一项涵盖所有癌症的研究发现:轻度饮酒具有保护作用,中度饮酒没有什么影响,重度饮酒对人体有害。

　　让我们回顾一下:适度饮酒似乎不会显著增加患癌症的风险,反而可以保障你的心血管健康。此外,它还与其他益处有关。英国有一项队列研究大约追踪调查了6 000名受试者,结果发现与完全不喝酒的人相比,那些每周至少喝一次酒的人中年时的认知能力更强。这种认知能力方面的保护作用也适用于每周饮酒多达30杯的人群，相当于平均每天喝4杯以上。[①]

饮酒可能带来的好处并非仅限于认知和心血管健康方面。2004年的一项系统性回顾研究发现，与不喝酒的人相比，适度饮酒者患糖尿病的概率较低（降幅可达56%）。但应该注意的是，酗酒者患糖尿病的概率会升高。

对喜欢喝苏格兰威士忌的人来说，这是一个好消息，但精明的读者会要求更多的证据。随机对照试验的结论究竟如何呢？流行病学证据和关联性只能告诉我们这些了，它们证明不了因果关系，只有随机对照试验才能做到这一点。

2015年，作为美国医师协会的一份有影响力的期刊，《内科学年鉴》上发表了一项这样的研究。研究的组织者将控制良好的2型糖尿病患者随机分为三组，让他们吃饭时分别喝150毫升（略多于半杯）的水、白葡萄酒和红酒，研究共持续了两年时间。（这些酒是免费提供的，在我看来，这项研究的受试者得到的补偿比大多数研究中都要好。）受试者都坚持地中海饮食，吃大量的蔬菜、橄榄油和蛋白质（尤其是鱼），没有摄入热量的限制。

两年后，当研究人员对受试者进行评估时，他们发现喝

---

① 这可是很多酒了，我认识的任何人都不会推荐谁喝这么多酒。

酒的受试者似乎比喝水的受试者更健康。喝酒的受试者,尤
其是喝红酒的受试者,心血管代谢的风险降低,即患心脏
病、糖尿病或脑卒中的风险降低。此外,喝酒的受试者没有
表现出任何显著的由喝酒导致的有害作用。

这项研究还做了另外一些分析,其中最有意思的发现与
血压有关。虽然各组受试者在24小时内的血压整体上并无不
同,但与喝水组受试者相比,喝红酒组的受试者在一天中有
血压升高的时段。在某些情况下,这一效果在具有特定基因
型的受试者身上更为明显,也就是说,拥有某些特定的基因
组成使他们能够更快地代谢酒精。此外,喝酒没有造成显著
的不利影响。我要指出,这与一项系统性回顾流行病学研究
的结论相反,流行病学研究表明酒精摄入量可能与血压的略
微但显著降低有关。不过,正如我多次所说的那样,比起观
察性研究来,你更应该相信随机对照试验。

有一些研究似乎与这些研究结果相矛盾,或者说至少
削弱了这些研究结果,先进的饮食健康研究总是会遇到这样
的情况。例如,一项关于摄入红酒的短期试验发现,它对动
脉粥样硬化患者的血压或动脉斑块积聚没有正面或负面的影
响。然而,尽管许多患者已经在服用胆固醇合成酶抑制剂
(他汀类药物,用来降低血液中胆固醇水平),但他们的胆固
醇水平还是升高了。2011年的一项元分析回顾了63项关于葡

萄酒、啤酒和烈酒的对照试验，结果发现所有这些酒均导致了高密度脂蛋白胆固醇（即好胆固醇）水平的升高。此外，研究发现甚至存在剂量反应，也就是说受试者饮酒越多，效果似乎越显著。

综合来说，所有这些证据都指向了以下结论。首先，大多数研究表明适度饮酒与心血管疾病、糖尿病和死亡的比例下降有关。其次，饮酒似乎也与某些癌症（尤其是乳腺癌）、肝硬化、慢性胰腺炎和意外事件的发生率增加有关，但这种负面影响似乎小于它对心血管健康的积极影响。事实上，与对所有其他疾病的负面影响总和相比，饮酒对心血管疾病的好处似乎更胜一筹。最近，美国农业部科学咨询委员会的报告显示："适度饮酒可以被纳入大多数限制热量的健康饮食模式中。"

在这方面，我们还有很多工作要做。首先，我提到的研究涵盖了各种不同种类的酒。我们需要针对某种酒进行更多的研究，然后才能肯定适量饮用各种酒都可以产生积极效果。尽管有许多研究关注葡萄酒，但很少有人单独关注啤酒或烈酒。许多患有慢性疾病的人也想知道他们饮酒是否安全，是否也能像健康人一样受益。遗憾的是，大多数的研究没有那么具体。

反对适度饮酒的证据似乎经不起推敲

如果说关于饮酒的研究说明了什么的话，那就是你偶尔可以喝一杯酒，不必担心会对健康产生负面影响。相反，它可能还会起到积极的作用。

当然，如果你在鸡尾酒会上对朋友说，你看到书上说喝酒没有坏处，甚至还有好处，肯定会有人和你争论。如果他们的消息比较灵通，争论者甚至可能会引用2016年的一项研究，这项研究导致大量的新闻报道宣称"喝一点儿酒终归还是没有好处"。许多新闻报道就是这么总结研究结果的。

虽然这项研究获得了极大的关注，但它并不是一个新的试验，只是一项更新的系统性回顾和元分析。这篇系统综述排除了很多作者声称有缺陷的研究，发表在《酒精和药物研究杂志》上。作者认为主要问题在于，以前的许多研究都将过去喝酒但目前已经不再喝酒的人与从不喝酒的人混为一谈。综述中进一步表示，实际上其中许多人可能因为生病而被告知需要戒酒，因此才戒酒。这意味着这些以前喝酒的患者在研究中被视为不喝酒的人，从而使研究结果发生了偏差，导致适度饮酒者看起来比不饮酒者更健康。因为这项元分析排除了这些表面上有偏倚的结果，所以作者认为自己所描述的饮酒和健康之间的关系比以往的研究更准确。

此外，这篇综述的作者只关注了涉及全因死亡的研究。在符合这一标准的87项研究中，只有13项研究严格确保参照组为从不喝酒的人（而不是后来戒了酒的人）。他们分析了这13项研究，将从不喝酒的人与每天喝酒的人进行对比，没有发现任何统计学上的显著差异。但是，每天至少摄入65克酒精（约4.5杯）的人，死亡风险的确会增加。

综述作者进而排除了"质量较差的研究"，只分析了7项研究，结果没有什么变化。然后，他们又排除了一项结果十分支持饮酒的研究。其余的6项研究表明，每天喝两三杯酒的人，死亡风险略高。但是，每天喝一两杯的人以及每天喝3~4.5杯的人，死亡风险并没有增加。这个结论就算作为观察性研究的发现，都根本站不住脚，不知何故却成了头条新闻。

如果仔细看看这篇综述，就会发现作者显然排除了很多似乎已经考虑到了这些问题的研究，例如本章前面讨论过的有关饮酒对男性受试者全因死亡率影响的那项研究（1990年发表）。研究人员控制了曾经饮酒的受试者以及其他多种混杂因素后，发现适度饮酒的受试者的死亡风险要低于戒酒者或酗酒者。他们还引用了更早的5项研究，解释了"曾经饮酒"的问题，但仍然发现轻度至适度饮酒具有保护作用，使全因死亡率降低。我不清楚《酒精和药物研究杂志》上发表的那份更新的系统性回顾和元分析为什么没有纳入这些研究。

　　我并不是说这篇综述的作者做错了什么,研究人员在考虑元分析应该涵盖哪些内容时总要进行判断。但是,他们并没有清楚地解释为什么会做出这种判断,这让我怀疑他们可能进行了刻意挑选。[①]

　　我们还应该看到这项系统性回顾和元分析研究的另一个局限:它只考虑了全因死亡率,因此没有发现喝酒的益处。正如我们在本章引用的随机对照试验和其他研究中看到的那样,该发现并不排除在心脏病发作等心血管事件或血压和胆固醇水平等过程测量方面的益处。例如,2011年的一项元分析研究了各种心血管疾病导致的死亡率。进行这项元分析的研究人员还做了一项分析,将曾经饮酒的人恰当地分类。他们发现,无论是否做出这种调整,饮酒者患各种心血管疾病的概率都较小,死亡率也较低。同样的,其他研究发现,饮酒与提高认知能力、降低糖尿病的发病率以及改善血脂情况有关。(说到癌症,事情就更复杂了。)

　　被上述那项更新的系统性回顾和元分析排除在外的随机

----

① 郑重声明:我与其中一位作者进行了邮件沟通,他认为自己已经很好地解释了做出判断的原因。我们只能各自保留自己的意见。

对照试验，支持并扩展了它的研究结果，表明适量饮酒有助于缓解糖尿病，以及改善血压和胆固醇情况。本章前面提到的涵盖 63 项对照试验的元分析（2011 年）显示，饮酒对高密度脂蛋白胆固醇水平具有积极作用。任何人在声称饮酒无益于健康时，都需要想一想这些发现。

从好的一面看，2016 年发表的那项系统性回顾和元分析显示，没有证据表明每天饮酒量不超过两杯的人的死亡风险会有所变化。从坏的一面看，那篇综述的作者没有考虑证明饮酒有益的试验。不管你怎么想，这对适度饮酒者来说都是一个好消息。

酗酒绝对是一个问题

我前面提到的一切并不是说饮酒不是问题，也不是说谈论酒对健康的影响时应该忽视酗酒问题。过量饮酒对人体有害，我们不应该这样做，就是这么回事。

酗酒和酒精中毒可以从很多不同角度来定义，但最简单的定义是喝酒会破坏人际关系，造成身体上或心理上的伤害，或对生活质量产生负面影响。适量饮酒者（通常定义为女性每天饮酒不超过一杯，男性每天饮酒不超过两杯）一般来说不会被诊断为酒精中毒。如果超过了这个限度，就会让大多数医疗保健人士敲响警钟。男性和女性的饮酒量有差异主要是因为体型（平均）和相对脂肪水平，甚至可能有遗传因素的影响。

在研究领域，健康饮酒和有害饮酒之间通常有一条很细但非常清晰的界线。下面让我们以美国为例。

饮酒以及约束饮酒的文化规范因国而异。菲利普·J.库克根据美国国家酒精成瘾以及相关疾病的流行病学调查数据，研究了美国的饮酒问题。库克在《埋单》（*Paying the Tab*）一书中解释说，美国人饮酒量的总体水平远远低于许多人的想象，但对于那些酗酒的人来说，他们喝得实在太多了。

如果你住在美国，每三个月喝两杯酒，你可能就会进入美国饮酒者行列的前50%。后30%的美国人不喝酒，滴酒不沾；再向上的10%的美国人平均一年喝一杯酒；再向上的10%的美国人每年喝7杯酒——平均每月不到一杯的量，这基本可以忽略不计，而美国有一半的人的饮酒量比这个更少。

即使你处于美国饮酒者行列的前50%，你也可能很少饮酒，因为接下来10%的人每周平均饮酒量不足一杯；再之后的10%（如果饮酒最多的人是100分，不喝酒的人是0分，他们就是60~70分）的人每周平均饮酒量为两杯。就算你进入第8个十分位（70~80分），平均算下来每天也只喝不到一杯酒。

不过，接下来就有意思了。

那些位于 80~90 分区间的人每周平均饮酒量为 15 杯，等同于每天喝两杯多一点。这些人中的大部分被专家称为"社交饮酒者"。美国国家酗酒与酒精中毒研究所对性别不同的社交饮酒者的定义不同：对于女性来说，社交饮酒者的标准为一周不超过 7 杯酒，每天饮酒量不超过 3 杯；对于男性来说，社交饮酒者的标准为每周不超过 14 杯酒，每天饮酒量不超过 4 杯。

要记住，有关饮酒和健康的最佳研究认为，每天喝一两杯酒对健康没有负面影响，甚至还是有益的。这对于社交饮酒者意味着什么呢？即使他们的饮酒量超过 80% 的同胞，可能也不是问题。虽然他们的饮酒量比其他美国人多很多，但仍在可以接受的范围内。

正是最后这 10% 的人脱离了正轨。虽然处在 80~90 分区间的人每周饮酒量为 15 杯，但喝酒最多的那 10% 的人平均每周饮酒量高达 74 杯。74 杯酒！你只有平均每天喝两瓶葡萄酒，才能进入这前 10% 的群体，并且是这一群体中饮酒量相对较少的那部分。不需要我引用本章前面提到的健康研究结论，你就可以知道这种饮酒方式的害处。每周 74 杯酒的量比 4.5 瓶苏格兰威士忌还多，相当于三箱啤酒，也就是平均每天喝 10 瓶啤酒。

　　喝这么多酒似乎太极端了,的确如此。不过,我们谈论的群体总数为2 400万。这10%饮酒最多的美国人,每年喝的酒超过了美国人总饮酒量的一半。他们的身体健康情况不好,离健康的标准很远。他们饱受疾病困扰,从肝硬化到糖尿病甚至癌症。此外,他们花了很多钱买酒。如果这10%的人把饮酒量减少到第9个十分位(即80~90分的那些人)的水平,那么美国的酒类销售总额将下降60%。

　　如果说美国的饮酒者中,第9个十分位属于社交饮酒者,那么饮酒量最多的10%的人群就是酗酒者——这可是致命的。此外,要成为一名酗酒者,不一定非得进入第10个十分位。你可能在第9个十分位,甚至排位更低。只需要集中几天将酒喝完,就是酗酒了。回想一下,位于第9个十分位的人平均每周喝15杯酒,或每天喝两杯酒。但这只是平均值。你可以在星期六晚上把15杯酒全喝光,本周剩下的时间滴酒不沾,那么你仍位于第9个十分位,也仍是一个酗酒者。

　　酗酒的定义是女性一次喝4杯以上的酒,男性一次喝5杯以上的酒,这并不罕见。超过17%的美国人属于酗酒者,在18~24岁的年轻人中有超过28%的人酗酒。在家庭收入超过7.5万美元的美国人中,酗酒最为普遍。至少在美国,这让酗酒成为一个严重地影响中产阶级的问题,而不是影响穷人的问题(许多人这样以为)。

酗酒对个人和社会都是一个很大的问题。2012 年，美国疾病控制与预防中心根据 2010 年的数据发布了一份报告，结果发现当年美国与喝酒有关的死亡超过 8 万例，其中酗酒导致的死亡占了大约 1/2。美国疾病控制与预防中心估计，与过度饮酒有关的经济成本约为 2 250 亿美元。酗酒不仅与健康、收入和年龄有关，还与犯罪有关。美国国家酗酒和药物依赖委员会报告，美国所有暴力犯罪中有 40% 与酗酒有关，包括 37% 的强奸案和 27% 的加重攻击罪。犯罪和酗酒在年轻人中尤为有害地结合在一起。最近，《儿科学》杂志上发表了一项研究，调查了触犯法律的年轻人的相关死亡因素。研究人员发现，有大约 19% 的不良少年和 11% 的不良少女滥用酒精。此外，研究人员发现即使被拘留 5 年，那些有酗酒问题的人死于凶杀等外因的风险也比没有酗酒问题的人高 4.7 倍。

当然，即使是那些大多数人不会称之为"不良少年"的年轻人，酗酒时也可能会遇到麻烦，包括健康问题和其他方面的问题。仅在 1995 年，美国大学校园就发生了超过 46 万起饮酒引起的暴力事件。2014 年，一项前瞻性研究发现，大学生饮酒当天更有可能在精神上和身体上实施约会暴力。2016 年一项关于大学和饮酒的报告指出，每年有超过 1 800 名大学生死于与饮酒相关的事故。因为酒精的影响，约 60 万人受伤，近70万人受到袭击，近10万人受到性侵犯。约40万人发生了无防护措施的性行为；约10万人酩酊大醉，不记得自己是否同意发生性行为。

此外，年轻人很容易喝酒失控。饮酒的大学生中约有15%最终会变得依赖酒精，这意味着他们的酒量更大，不喝酒时还可能会有戒断的感觉——这只是走向上瘾的一小步。

就这份报告而言，酒精可以说是世界上最危险的药物。英国医学期刊《柳叶刀》发表过一项经常被引用（并引发激烈辩论）的研究，也反映了这一点。这项研究根据毒品对使用者和其他人的"伤害分数"对其进行排名，酒精显然拔得头筹。

你可以举例说如果海洛因、可卡因和冰毒变得合法且更常用，就可能比酒精的危害更大，但有一点事实是不变的：酒精非常容易获得和滥用，而且这样做是非常危险的。如果某人太年轻以至于无法负责任地控制饮酒量，或者有酒瘾，那么绝对应该远离酒。与过量饮酒可能带来的危害相比，适量或少量饮酒带来的健康益处就相形见绌了。

怀孕与饮酒

除了年轻人和酗酒者之外，孕妇也常常被要求戒酒，主要是因为胎儿酒精谱系障碍（FASD）的风险，胎儿酒精谱系障碍是指孕妇在胎儿发育期间饮酒而导致胎儿出现一系列身体和认知问题。我认识的绝大多数女性都遵循了这个建议，在怀孕期间滴酒不沾，不管是红酒、啤酒，还是别的酒。

我不想在这里争辩孕妇应不应该喝酒。我只想说：大部分针对酒精与怀孕问题的研究关注的都是酗酒，支持轻度或中度饮酒与胎儿酒精谱系障碍有关的证据较少。欧洲女性在怀孕期间并不完全戒酒。有些研究表明，在欧洲孕期喝酒的女性人数比美国多出两倍（或更多），而患胎儿酒精谱系障碍的人数并没有增加。

要找出孕期饮酒与儿童发育障碍有关的研究并不难，但实际上对应每一项这类研究，都有可能找到一个证明二者关系薄弱的其他研究。以丹麦一项大型队列研究为例（在丹麦，涉及怀孕期间饮酒的社会规范比美国更为宽松），这项研究发现，将孕期酗酒与由此产生的儿童执行功能缺陷联系起来的证据"较弱"，而且"不一致"。研究人员发现轻度至中度饮酒与后来儿童的身体或心理问题没有任何联系。

与此相反，在这个领域有一项引用频率最高的研究，确实发现了成长过程中出现的问题与很多不同程度的孕期饮酒有关。研究人员针对500多对母子或母女进行了研究，以了解母亲怀孕期间饮酒情况的影响。大约25%的母亲表示孕期没有喝过酒，64%的母亲表示喝了少量酒，13%的母亲中度至重度饮酒。研究发现，与完全没喝酒的孕妇相比，凡是喝了酒的孕妇生出的孩子都会有更多的行为问题和违法行为。

然而，该研究还发现，怀孕期间饮酒的妇女更可能"体内铅含量较高，怀孕时年龄较大，教育水平较低，产前服用可卡因和吸烟，监护权发生过变化，社会经济地位较低，怀孕期间丈夫有饮酒和吸毒行为"。除了饮酒之外，这些因素中的任何一个都可能导致婴儿发育异常。

如果你因为这个矛盾的证据而感到困惑，那么像你一样的不只一个人。即使是那些本应该最了解孕期饮酒危险的医生似乎也自相矛盾。2010年发表的一项研究在产科医生中做了调查，以了解他们关于患者饮酒的知识、观点和做法。当知道只有47%的产科医生认为饮酒和胎儿发育之间存在明确的关系，却有46%的医生认为不存在关联时，我很惊讶。

在和医生讨论这个问题时，我发现他们在不同场合的立场往往是不同的。在公开场合（特别是在与患者交谈时），他们更可能说孕妇最好滴酒不沾。私下里，他们几乎都会承认，事实上没有证据表明偶尔喝酒对子宫内的胎儿有害。

医生不相信公众能够处理这样的细微差别。他们认为，安全总比到时候说抱歉好。但是，我想让大家上升到一个更高的标准。

虽然生活中没有绝对的事，但是很少有确凿的证据表明，怀孕期间少量饮酒会伤害发育中的胎儿，尤其是过了孕期前三个月之后更是如此。美国布朗大学经济学家埃米莉·奥斯特生过孩子，她在《好"孕"大数据》一书中回顾了这些证据，并得出结论说，怀孕前三个月每周喝一两杯酒，4~9个月时每天喝一杯酒，都是安全的。根据她的研究，她建议孕妇不要喝烈酒（很容易导致过度饮酒和血液酒精浓度骤增），而且不要一次喝太多酒。这个建议是很明智的。

喝不喝酒，最终要由孕妇自己决定的。我不会因为她们选择戒酒或是偶尔喝一杯酒而对她们做出评判。

———————————— 底线 ————————————

有些人不应该喝酒。如果你服用的药物对酒精有严重反应，或者你无法把饮酒量控制在健康水平，你就不应该喝酒。即使不存在上述情况，我也不会因为酒有益处而建议你开始饮酒。无论结果多么正面，都没有研究曾得出这样的结论；我所认识的任何一位医生也不会给出这样的建议。

但是，如果你是一个身体健康的人，而且能够有节制地饮酒，那么你可以放心——这对你没有任何伤害。事实上，你还可以从轻度或适度饮酒中得到一些好处。

由于酒精是一种烈性物质，很容易被滥用，因此我要在这里引用美国农业部最新发布的指南——在本书的其他地方我都没有这样做过。谈到喝酒这个问题时，这段话值得我们铭记在心：

> 如果饮酒，就应该适量。女性每天最多饮一杯酒，男性每天最多饮两杯酒，而且只有达到法定饮酒年龄的成年人才能饮酒。对于那些饮酒的人来说，适度饮酒可以被纳入大多数限制热量的健康饮食模式。《美国居民膳食指南》不建议不喝酒的人因为任何原因开始饮酒，它建议摄入的所有食物和饮品符合健康的饮食模式。

看见了吗？这可不是我说的。如果你喜欢偶尔喝上一杯苏格兰威士忌，就不要因为任何人的影响而觉得自己做错了什么，包括你的孩子或是他的卫生保健老师。这很可能对你有益，而且比你想到的受益面更广。

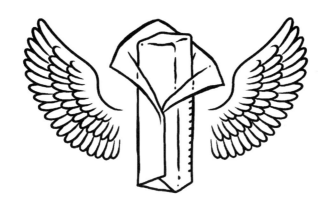

第 8 章

咖　啡

我不喜欢出门上班之前吃早餐，并不是我不喜欢早餐，而是太早了，我并不觉得饿。虽然我经常不吃早餐，但每天早晨我都离不开咖啡。

　　我喜欢咖啡，喜欢它的味道，也喜欢制作咖啡时的仪式感。有几年的时间，我甚至自己在家烘焙咖啡豆——用一台有点儿像空气爆米花机的机器烘焙。烘焙咖啡豆并不像你想的那么难，但气味很糟糕，还会冒出大量的烟。当我第二次在孩子熟睡的时候把烟雾报警器弄响之后，妻子禁止我在家里使用那台机器，我自制烘焙咖啡的快乐也结束了。

　　毫无疑问，再也没有比现在更适合喝咖啡的年代了，有这么多品种可供选择。从荚果咖啡机中接出的咖啡几乎是"即食的"，而且品质优良——几年前几乎不可能在家里这么容易地煮出品质这么好的咖啡。即使我住在不崇尚咖啡文化的印第安纳州,也可以从办公室沿任意方向走几个街区,就能找到几处不错的咖啡馆。

令人惊奇的是,咖啡这么好喝且无处不在,有人竟然认为它不健康。首先,咖啡中含有咖啡因,这是一种精神药物,可能让人认为它会被滥用。很多人认为咖啡因容易上瘾,把摄入咖啡因的人视为瘾君子。但是,对咖啡的恐惧不只是这些。一直以来,咖啡都有"非常不健康"的名声,与健康有关的咖啡禁令可以追溯到16世纪。到了现代政府仍维系这种倾向,例如,1991年世界卫生组织将咖啡列为可能致癌物质。其他的担忧也比比皆是。比如,有些人真的认为咖啡会让人脱水,或者会对孩子的发育产生负面影响,又或者认为喝太多咖啡会损害心脏。

这些对咖啡的恐惧不仅毫无根据,而且忽略了咖啡的所有优点——我是说除了好喝这一点以外的优点。咖啡的坏名声几乎让人完全误解了这种饮品。事实上,它的潜在健康益处多得惊人,而且几乎没有什么风险。

喝咖啡不会妨碍孩子的成长

你有没有喝过一杯热气腾腾的"波斯敦"(Postum)?麦

片巨头 C. W. 波斯特曾大力推崇这种不含咖啡因的烘焙谷物饮品，称其为"健康"的咖啡替代品。1912 年，这家公司开发了一款速溶麦片饮品并大力推销，打出了一个具有威胁意味的奇怪口号——"绝非偶然"，这句口号出现在描述人们喝咖啡之后身心健康衰退的各种广告中。其中我最喜爱的一则广告发布在《美国杂志》1933 年 3 月刊，占了整整一页篇幅。杂志配图是一个男孩孤零零地站在教室里，被老师紧紧地盯着，文章开头写道："被咖啡耽误了……这个男孩从来没得到过一个公平的机会。"文章继续写道：

> 他们叫他"傻瓜"……他们叫他"懒蛋"。但是，科学为他举起了公义的手，说："你们错了！"
>
> 让我们认清真正的罪魁祸首吧……归咎于咖啡。是的，咖啡！成千上万的父母都在给孩子喝咖啡，而咖啡对儿童的身心有害。

接下来，还有 11 段文字细数咖啡和咖啡因的坏处，文章引用了"某世界著名研究机构"的大量研究，发现喝咖啡的孩子中只有不到 16% 的人取得了好成绩，而不喝咖啡的孩子中有 45% 的人取得了好成绩。还有一项研究表明，85% 的营养不良的孩子每天都会喝咖啡。我很想看看这项研究，但一直都没找到相关资料，极有可能是因为它根本就不存在。

　　数百年来，在世界各地的文化中，咖啡一直被妖魔化，因为人们认为咖啡有害健康。波斯特公司的营销活动只是散布这种恐惧的一个例子，不过无疑是最赚钱的。它还对咖啡在美国的声誉产生了巨大的影响。

　　20世纪70年代，当我还是一个孩子的时候，我的父母认为咖啡不会像波斯特公司所宣称的那样对智力有所损害，但他们的确担心咖啡阻碍我的成长。动物和实验室研究表明，高水平的咖啡因摄入与钙排泄增多（尿中钙含量增加）有关，人们认为这会剥夺孩子生长阶段骨骼发育所需的钙。此外，人们认为喝咖啡的孩子会少喝牛奶，这肯定会影响他们长身体，对吧?

　　随着我年龄的增长，新的研究开始显示这些担忧都被夸大了。例如，1993年的一项研究回顾了现有证据，结果发现人们摄入咖啡因时钙排泄确实会在短期内增加，但很快身体就会通过减少钙排泄来补偿钙的流失（当天就会!），所以钙的总体水平保持不变。2002年有一项研究对上述结果进行了扩展，研究了"降低牛奶摄入量"从理论上讲可能有什么影响。研究人员确信，多喝咖啡而少喝其他含钙饮品可能导致的负面影响，大体相当于人们少喝一两汤匙牛奶。研究人员进一步指出，几乎所有证实咖啡与低钙有关的研究中，受试者的钙摄入量都低于理想值。

鉴于被告知咖啡会阻碍他们成长的大多数人都是健康的青少年，这些新发现让人们针对咖啡提出的警告显得十分空洞。况且，还有更多与之相反的研究。1998年的一项研究追踪调查了81名少女，持续了6年。根据咖啡因的摄入量，少女们被分成三组，各组间的骨骼发育或健康状况没有显著差异。在此之前两年的另一项研究调查了受试者的早期饮食是否对他们在20~30岁时的椎骨矿物质含量和密度有影响。研究人员发现，摄入钙和蛋白质较少的受试者，他们的骨密度和矿物质含量略低，但摄入咖啡因完全没有影响。

换句话说，绝对没有证据表明咖啡会阻碍人的生长发育。不过，当我长大后告诉父母这些信息时，这并没有让他们放松下来。他们早已有了另外一个理由："咖啡会导致你脱水！"

喝咖啡不会让人脱水

人们普遍认为，咖啡因是一种强效利尿剂，它会让你小便增多致使水分流失。当身体的水分排出量超过摄入量时，你就可能脱水，因此按理说咖啡会让人脱水。

有些研究支持这种推论。2014年，美国和中国的一些研究人员发表了一项关于健康成年人咖啡摄入量和尿量的元分析。这些研究人员综合了16项试验的结果,发现摄入300毫克的咖啡因,会使尿量增加约109毫升。其中一些研究仅对受试者喝咖啡后几个小时的情况进行了观察,但大约1/2的研究追踪调查受试者达12个小时。

现在,你可以用这项研究辩称,因为咖啡会让你排尿量更多,所以如果你不多喝其他饮品就会脱水。不过,从人体结构来看,这种说法根本不成立。

首先,约100毫升的尿液并不多。一个健康人如果喝足够的水,每天可以排出多达2升的尿液,是100毫升的20倍。另外,300毫克的咖啡因相当于三杯咖啡——至少对于大多数研究所定义的"杯"而言是这样。① 如果你没有喝那么多的咖啡,脱水效果就会更不显著。

其次,人体可谓设计精巧,可以防止脱水发生。虽然咖啡因可能会在短期内增加尿量,但你的身体会识别这种变化,从而进行调整补偿。就像你喝完咖啡后肾脏会自动减少钙排泄一样,肾脏也会在你摄入咖啡因后的几个小时内产生较少的尿液,以抵消前面较高的排尿量,从而使你的体

————————————

① 几乎所有研究中的一杯咖啡都定义为8盎司(约0.24升),比我所预想的大多数人喝的一杯咖啡的分量都要少。星巴克的大杯咖啡是16盎司,我知道很多人每天至少喝两大杯。

液平衡保持稳定。正如2014年那项研究的作者在结论中所言："担心摄入咖啡因而导致不必要的水分流失，这是毫无根据的。"

再次声明，研究显示茶中也含有咖啡因，但不会使人脱水。事实上，研究发现红茶具有"类似水的保湿特性"。含咖啡因的碳酸饮料也不会使你脱水。

所以，咖啡因不会使你脱水，也不会妨碍你的生长发育。那么，人们对喝咖啡的其他重大担忧呢？喝太多咖啡会得癌症，或是对心脏有害吗？事实证明，情况恰恰相反：针对上述两个方面，咖啡似乎都对你很有好处。

咖啡竟然有很多健康益处

2015年，我答应在《纽约时报》开个专栏，写一写关于咖啡与健康的现有研究。我觉得我会找到一些认为咖啡对健康有益的研究，也会找到一些认为咖啡对健康有害的研究，但事实并非如此。我找到的几乎所有研究都表明，喝咖啡有好处。

已经有很多关于咖啡对健康的益处的研究了，而且这些研究本身相当严谨。其中大多数研究也许都专注于喝咖啡和心血管健康之间的关系。

人们担心咖啡会影响心脏，这不无道理。毕竟，许多人都曾因为喝了太多咖啡而有不愉快的经历——咖啡因"摄入过量"，导致心率和焦虑程度迅速上升。

然而事实证明，即使喝大量咖啡也可能对心脏有益，而且要比完全不喝咖啡好。这一点是有研究证明的，而且相关研究很广泛。例如，2014年有一项系统性回顾和元分析，研究了长期喝咖啡和心血管疾病风险之间的关系，共找到了36项相关研究，涉及127万多名参与者，这是一项规模很大的研究。综合数据显示，喝适量咖啡（每天约3~5杯）的受试者患心血管疾病的风险最低；每天喝5杯或更多咖啡的受试者，其患心血管疾病的风险并不比那些不喝咖啡的受试者高。

这让我大跌眼镜。我不理解为什么这些结果没有上新闻头条。

此外还有更多的研究。就在2011年，研究人员发表了一项元分析，主题是喝咖啡与脑卒中的关系（脑卒中是血液流入大脑的过程出了问题所引起的）。研究人员找到了11项研究，共涉及近48万名受试者。这些研究发现，与不喝咖啡相比，喝适量咖啡（即每天2~6杯咖啡）的脑卒中风险较低。2012年发表的一项元分析也证实了这些发现。

同年还有一项元分析，研究了喝咖啡是否与心力衰竭有关。同样，适量摄入咖啡与较低的心力衰竭风险有关。在所有受试者中，每天喝4杯咖啡的人患病风险最低。受试者要每天喝10杯左右的咖啡，才会出现不良反应。

这些研究明确指出，喝适量的咖啡几乎与所有心血管疾病的发生率较低相关。即使是喝咖啡最多的人，遭受不良影响的概率也很小。

但是，我们不能择优挑选。毕竟谈到咖啡时，人们不仅会担心心脏健康。比如，有些人认为咖啡会致癌。

当然，个别研究发现喝咖啡与癌症风险增加有关。正如你可能想到的那样，只要媒体选择刊发这一研究结果，势必会引发恐慌。但是从总体上看，这些负面的研究结果大多没有乍看上去那么吓人。例如，2007年发表的一项元分析发现，每天增加两杯咖啡的摄入量与患肝癌的相对风险降低40%以上相关。[①] 有两项距今更近一点儿的研究证实了这些发现。还有两项有关前列腺癌的元分析发现，在所回顾的高质量研究中，喝咖啡与这种癌症的负面结果无关。乳腺癌的情况也是一样：两项元分析发现，乳腺癌与喝咖啡的关联性在统计学上并不显著。2010年一项有关肺癌研究的元分析发现，喝咖啡越多，患肺癌的风险越高。但这仅限于吸烟者，喝咖啡

---

① 是的，这里说的是相对风险，不是绝对风险，但40%也是不容小觑的。

对那些不吸烟的人可能会起到保护作用。此外，这项元分析的作者警告说，因为混杂了吸烟对健康的影响（而且可能是压倒性的影响），所以人们应该谨慎解读研究结果。还有一项研究综合考查了所有癌症，结果表明咖啡可能与癌症整体发病率的降低有关，喝咖啡的量越多，保护作用就越强。

除了癌症和心血管健康方面之外，咖啡似乎还有许多其他保护特性。首先，它似乎可以促进肝脏健康。一项系统性回顾研究表明：喝咖啡与患肝病风险人群的肝功能得到改善有关；对肝病患者而言，喝咖啡与肝硬化的病情发展减缓相关；对肝硬化患者而言，喝咖啡与较低的死亡风险和较低的患肝癌风险有关。研究人员还发现，喝咖啡与丙型肝炎患者对抗病毒治疗的反应改善，以及非酒精性脂肪肝患者治疗效果较好有关。他们认为，应该鼓励慢性肝病患者每天喝咖啡，注意是"鼓励"！

如果所有这些还不够，那我要告诉你咖啡可能对大脑有益。最近一项针对神经系统疾病的元分析发现，喝咖啡与较低的帕金森病风险、老年人的认知能力下降减缓和预防阿尔茨海默病的潜在保护作用有关。

咖啡还可能有助于预防糖尿病。2005年发表的一项系统性回顾研究发现，经常喝咖啡与罹患2型糖尿病的风险显著降低相关，每天至少喝六七杯咖啡的人相对风险降低最多（约降低1/3）。2014年发布的一篇文章涵盖了28项研究和110多万受试者，同样得出了结论：受试者喝的咖啡越多，他们患糖尿病的可能性越低。

除了研究喝咖啡与某种疾病之间的关系之外，还有一些研究关注喝咖啡与全因死亡风险的关系。我们得到的仍然是好消息。2014年发表的一项元分析回顾了20项研究，涉及近100万受试者。还有一项2015年的元分析，涉及17项研究和100多万受试者。上面两项分析都发现喝咖啡与死亡概率显著减小有关，这就是研究结果。

对于喝含咖啡因的咖啡的人来说，这一切都是好消息，但是不含咖啡因的咖啡呢？事实证明，关于咖啡的大量研究中存在一个重大漏洞，事关无咖啡因咖啡。前面提到的那项关于糖尿病风险和喝咖啡的研究涵盖了含咖啡因和无咖啡因的咖啡，但有趣的是，大多数研究不包括无咖啡因咖啡对健康影响的数据，可能是因为喝这种咖啡的人不够多。总的来说，关于无咖啡因咖啡的数据并不全面。没有足够的证据表明无咖啡因咖啡具有潜在益处，但也没有证据表明这种咖啡存在任何危害。

看到这些关于无咖啡因咖啡的不确定结论，你可能想知道是不是咖啡中的咖啡因有益健康，而不是咖啡本身。说实话，我们不知道答案，确切的原因可能随具体益处的不同而不同。例如，咖啡作为大脑的兴奋剂，可能有助于减缓或防止神经系统疾病。这一假设可以用以下事实证明：无咖啡因咖啡在这方面似乎不像普通咖啡那样具有保护作用，茶却具有同样的作用。然而，对于其他疾病，比如心脏病或肝病，其他含咖啡因的饮品似乎不像咖啡那样有益。例如，没有人会说喝无糖汽水可能会降低患癌的概率。此外，无咖啡因咖啡在除大脑以外的某些领域，似乎与普通咖啡具有相同的保护作用。因此，除了咖啡因，咖啡中很可能还有某种东西对我们有益，只是我们不知道具体是什么东西而已。

虽然咖啡似乎对心血管健康、认知能力、预防癌症和糖尿病有益，但在降低血压和胆固醇水平上的效果似乎不太积极。然而，即使在这两方面，关于咖啡有负面影响的说法也有可能被过度夸大了。

鉴于咖啡因对心率有影响，有些人认为喝咖啡对高血压患者有害，甚至可能会导致健康人的血压升高。2005年的一项元分析似乎肯定了这一观点，这项分析发现在随机对照试验中，摄入咖啡因与血压升高有关。然而，当摄入的咖啡因来自咖啡时，它对血压的影响较小。2011年的一项研究发现，摄入咖啡因可以使血压升高至少3个小时，但长期饮用咖啡和高血压之间没有显著关系。2012年的一项涵盖10项随机对照试验和5项队列研究的元分析发现，喝咖啡对血压或高血压没有显著影响。

除了这些有关血压的研究外，还有两项研究表明，喝未经过滤的咖啡会导致血清胆固醇和甘油三酯水平升高。正如我在第3章中讨论过的那样，这是潜在心脏病的标志。然而，经滤纸过滤后，咖啡中的咖啡醇这种会使胆固醇水平升高的物质似乎就被滤掉了。

但是，这些听着不祥的研究结果究竟有多重要呢？血压和胆固醇水平属于过程测量指标，是可诊断病症的标志。高血压和高胆固醇与我们息息相关，因为它们可能导致疾病或死亡。疾病和死亡是人生中最重要的事，而喝咖啡在这两方面都起到了积极作用。

我承认，本章中迄今为止引用的研究几乎没有随机对照试验。要知道，这类研究通常被用来检测流行病学的研究结论是否成立。但是，大多数人不是因为咖啡对健康有保护作用才喝咖啡。大部分人都担心咖啡可能对我们有害，而几乎没有证据证明这一点。

如果哪种草药或维生素像咖啡一样有那么多益处，媒体肯定会铺天盖地加以宣扬，并向每个人推荐，各种干预措施也会不断浮现。但是，2015年我为《纽约时报》撰写专栏之前所看到的有关咖啡的媒体报道，大多是消极的。不过，风向似乎正在改变。2015年美国农业部发布的最新膳食指南指出，喝咖啡不仅没问题，还可能对人体有益。这是膳食指南咨询委员会首次审视咖啡对健康的影响。[①]

　　当然，在另一个方向走得太远总是危险的。我并不建议小孩子喝咖啡。咖啡因终究会产生一些父母可能不希望出现在自己孩子身上的影响，包括让儿童紧张和保持清醒。未出生的胎儿接触咖啡因也可能会受到这些影响，但这并不意味着孕妇完全不能喝咖啡，事实远非如此。

孕妇也能喝咖啡，只是不能喝那么多

　　除了不给孩子喝咖啡的警告之外，还有一些指南建议孕妇每天喝咖啡不超过两杯。我知道很多女性认为，与酒一样，在怀孕期间哪怕摄入一丁点儿的咖啡因都是危险的，并且有证据支持这一观点。例如，1997年的一项研究发现，摄入咖啡因与流产风险有关。然而，这项研究以及其他许多研究的结果可能有失准确。事实证明，摄入大量咖啡因的女性更可能吸烟，其饮酒量也会高于正常值。这些因素很容易混淆咖啡因和怀孕之间的关系。

---

① 随着时间的推移，美国农业部似乎越来越认同我的观点。也许那里的工作人员一直在读我的专栏吧。

　　有些女性甚至担心孕前喝咖啡对备孕有影响，但她们的担心很可能是多余的。有些关于这种证据的新闻标题可能看起来让人感到害怕，但仔细看一下这些研究你就会放心了。例如，2016 年《生育与不孕》杂志上发表了一项研究，在妊娠期前 7 周内追踪调查了 344 对夫妇，结果发现受孕前喝两杯含咖啡因饮料的女性流产的概率明显更高。不过，如果男性每天喝两杯以上含咖啡因的饮料，其受孕对象的流产风险也会增加，而且程度差不多。除非人们开始辩称咖啡对精子有害（这怎么可能？），否则因为缺乏生理可解性，这更可能是一种相关性，而非因果关系。

　　当我们从整体上查看所有证据时——正如 2010 年的一项系统性回顾研究中所做的那样，我们发现并无有力的证据表明妈妈怀孕期间喝咖啡会对婴儿造成不良后果。事实上，一项随机对照试验发现，经常喝咖啡的女性在孕期降低咖啡因的摄入量并未显著地降低出现低体重儿或早产的风险。

　　几乎所有关于妊娠和咖啡的研究都表明，每天喝不超过两杯咖啡对孕妇来说可能没有影响。[①]尽管有些研究支持每天喝三四杯咖啡，但证据并不像喝一两杯咖啡的那么有力。

———————————

① 美国妇产科医师学会也是这样建议的。这是官方根据研究给出的建议，我们应该表示感谢！

所以，如果你饮用咖啡的量在一定范围内，那么大可不必担心。你肯定会好好的，宝宝也会很健康。

───────────── 底线 ─────────────

没有证据表明喝咖啡对普通人有害，也没有数据表明我们普遍来说喝了太多的咖啡，或是咖啡与不良健康状况有关。事实上，情况似乎恰恰相反。所以，如果有人告诉你别喝咖啡，或是坚持让你少喝咖啡，你可能不必听他们的。

对咖啡的担忧似乎在缓慢消除中。2015年5月，我开始为《纽约时报》撰写专栏，这是我最受欢迎的专栏之一。我收到了大量的反馈意见，其中大部分（但肯定不是全部）都是积极的。

一个月后，世界卫生组织对咖啡进行了重新分类。在"审阅了1 000多项人体和动物研究"后，该组织发现"喝咖啡对胰腺癌、乳腺癌和前列腺癌没有致癌作用，并且可以降低患肝癌和子宫内膜癌的风险"。目前，世界卫生组织表示没有"足够的证据"把咖啡列为致癌物质。世界卫生组织对于癌症的说法，或许已经是最好的情况了，这样的彻底转变几乎是前所未有的。世界卫生组织对咖啡重新分类与我的专栏有关，但不能肯定是由我的专栏引起的——不过我们都是有梦的人,不是吗?

澄清一点,我不是说不喝咖啡的人应该开始喝咖啡,尤其是不喜欢喝咖啡的人。我也不建议适量饮用咖啡的人开始大量饮用。无论是哪种饮品,饮用过量都对人体有害。当然,如果你往咖啡里加各种其他成分(如奶精和甜味剂),我在本章中引用的那些精心设计的研究的结果就不适用了。虽然咖啡本身可能是健康的,但添加的糖和奶制品并不一定健康。

我们不应该继续把咖啡视为应该限制或避免摄入的东西。它完全是健康饮食的一部分,而且似乎比我们喝的几乎其他任何饮料都有更多的潜在好处。

咖啡不仅是我最喜欢的早餐饮品,而且一般来说是我唯一的早餐。因此,我现在比以往任何时候都开心。我们是时候把咖啡当作美妙的灵丹妙药,而不是C. W. 波斯特所说的"女巫的佳酿"了。

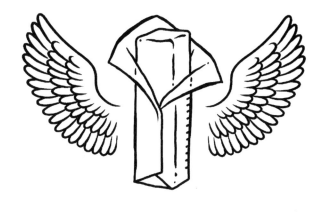

第 9 章

无糖汽水

在我的职业生涯中，除了写一些关于食物和营养的文章之外，我还钻研医疗改革、节育、大麻，甚至包皮环切术等相关研究。就算出现一些争议，我也不怕。

但是，我写过的主题没有哪个像人工甜味剂那样引起如此极端的争议。2015年7月，我在《纽约时报》上发表了第一篇相关文章，在此之前我的文章从来没有招致如此多的愤怒和讽刺。我在这篇文章中说："我和妻子限制孩子们每周只能喝四五次汽水。我们让他们喝汽水时……几乎都是无糖的。"

面对读者的强烈反应，我毫无准备。评论十分尖锐，有人指出因为我说人工甜味剂没问题，所以应该吊销我的行医执照。还有人质疑是否应该剥夺我的监护权，因为我允许孩子偶尔喝无糖汽水。我收到了很多电子邮件，甚至还有手写

的信，说我肯定收受了贿赂。他们就是不相信任何理智的
人——尤其是医生，会认为人工甜味剂不会以各种各样方式
要了我们的命!

　　几个月后，加利福尼亚州的一个倡导组织利用印第安纳
州的开放获取法律，要求我交出所有关于人工甜味剂的和与
任何可能出售无糖汽水的公司往来的电子邮件。有几个星期
的时间，我一直与我所在大学的律师密切合作，他们调出我
的电子邮件，筛选后把符合条件的电子邮件放在一个文件夹
里公之于众。说实话，这严重侵犯了我的隐私，毁了我一个
月的生活。这并不是因为我担心他们会发现我和大型饮料公
司之间有可疑的交易或是我从它们那里收取了好处，而是因
为我不喜欢别人看我的电子邮件。①另外，我的那些喜欢搞笑的
朋友开始给我发电子邮件，问我"百事可乐的大额支票"是不是
已经到了，我就知道加利福尼亚州的监督人员要大显神通了。

　　从某种意义上来说，这些积极分子的担忧是可以理解
的——有些健康和营养"专家"可能会有偏见。几个月后，
《纽约时报》爆出一则新闻，其中用到的方法与那个倡导组织
对付我的如出一辙。该报道称，美国确实有些科学家与大型食
品公司在金钱或其他方面有关联。但是，我不在其中。我不会

---

① 　毕竟，我可没竞选公职，也从无此打算。

在本书及其他任何新闻或学术作品中隐藏自己的偏好，比如我喜欢苏格兰威士忌和黑咖啡，或者我与其他研究人员的关系。

不过，让我明确一点：我与食品公司没有任何财务上的关系。我不为它们做咨询，也不与他们互通邮件，甚至不认识任何在大型食品公司工作的人。我有一位有名气的朋友，有时食品公司会寄给他一些食物或饮料，我想我曾在他办公室拿过几包口香糖给我的孩子。我不记得是什么品牌的口香糖了，但我知道那可能是无糖口香糖，这意味着里面含有人工甜味剂。

我认为我在尽可能公平地判断人工甜味剂和糖类之间哪种更有害。我不会为我的结论道歉，这一结论和本书中的其他所有结论一样，都是基于研究得出的，而不是来自逸事和迷思，也并非源于情感或贿赂。

那么，让我们来谈谈相关研究及其存在的问题吧。但在此之前，我们需要了解究竟什么是糖，以及它所属的营养素——碳水化合物——对我们的身体有什么影响。

碳水化合物与健康

碳水化合物，尤其是食糖，已成为许多营养学专业人士和非专业人士关注的焦点。虽然这种担忧有一定的理由，但并不意味着为了健康你必须过无糖的生活。

碳水化合物的主要问题在于它与胰岛素之间的相互作用,以及如何刺激胰岛素信号通路。碳水化合物是广泛存在于水果、谷物、牛奶和淀粉类蔬菜等各种食物中的分子。我们消化碳水化合物后,最终将其转化为葡萄糖,释放到血液中。对健康人而言,胰腺分泌的胰岛素有助于人体从血液中摄取葡萄糖,并将其送入细胞用作能量来源。胰岛素还会告诉脂肪细胞将葡萄糖从血液中提取出来并存储为脂肪。胰岛素是整个葡萄糖调节系统的反馈机制。当胰岛素较多时,人体会减缓或停止向血液中注入葡萄糖。

如果这个过程超速驱动,即注入过量葡萄糖,就会出现问题。许多人认为,如果你总是摄入大量的碳水化合物,那么葡萄糖会不断地注入血液,在很长一段时间内你的身体里都会充斥着胰岛素。这会让你的身体产生并积累脂肪,可能导致你体重增加。现在,很多人发现过往碳水化合物摄入量的增加(当我们避开脂肪并连带着少摄入肉类时)与当前的肥胖症流行有关。

碳水化合物摄入量的增加还可能与2型糖尿病的患病率日益升高有关。1型糖尿病患者的胰腺不能再产生胰岛素。这种时候,人体不能适当地消化碳水化合物,血糖水平会急剧上升(高血糖症),这可能非常危险。1型糖尿病患者需要获取外源性胰岛素，才能适当地使用和储存葡萄糖。但是，如果他们摄入过多的胰岛素，血液中的葡萄糖就不足以供应大脑和其他器官（低血糖症）。因此，1型糖尿病患者需要密切监测血糖水平，摄入刚好足够的胰岛素以保持血糖水平在适当的范围内。2型糖尿病则是另外一回事。2型糖尿病患者的胰腺仍能适当地分泌胰岛素，但身体出现了胰岛素抵抗。正如我之前提到的，胰岛素的作用之一就是防止葡萄糖进入血液。当肝脏出现胰岛素抵抗时，就不太听话了，它会不断释放葡萄糖，导致血液中葡萄糖过多（还是高血糖症）。其他方面也可能出错，但我们需要重点了解两者的主要差异：1型糖尿病患者的身体不再产生胰岛素，而2型糖尿病患者的身体不能对胰岛素做出适当的反应。

与1型糖尿病不同，有些2型糖尿病是可逆的。如果医生能够控制血糖和相应的胰岛素水平（通常是通过改变饮食和减肥实现的），有些人就可以恢复对胰岛素的敏感性。但有些人则不能，必须接受药物治疗，增加体内的胰岛素以克服抵抗性，或是在源头增加对胰岛素的敏感性。

患有糖尿病或有患病风险的人，都要密切关注自己的碳水化合物摄入量。这种持续的关注会让一些人以为碳水化合物会导致糖尿病，事实上并非如此。应该说，碳水化合物可能是一个问题，特别是当你摄入的碳水化合物是糖时。

我不会为糖辩护

如今很难替糖进行辩护了。很长时间以来，各大公司一直将其添加到食物中，让人们食用。这些公司试图说服研究人员和医生诋毁脂肪和其他营养素而忽视糖的危害，从而影响科学，这已经被抓了现行。

2015年前后，加利福尼亚大学旧金山分校牙医学院的一位名叫克里斯廷·卡恩斯的博士后，在翻阅档案时偶然发现了一大堆文件。这些文件是20世纪60年代遗留的，其中许多来自（美国）糖业研究基金会①，包括内部文件、历史报告和关于充血性心力衰竭饮食原因的早期争论的声明。

1965年，糖业研究基金会赞助了第一个研究项目，结果两年后在《新英格兰医学杂志》上发表。研究认为脂肪和胆固醇是导致充血性心力衰竭的主要原因，而蔗糖（食糖）其实并没有多少风险。鉴于这是随后几十年里饮食建议的重点，这似乎没什么好奇怪的。然而，这一结论似乎比你想象中更具争议性。

到了20世纪60年代，关于营养物质如何影响心脏病有两个关键理论。第一个由安塞尔·基斯（还记得第1章中的

---

① 糖业研究基金会（SRF）：又称糖研究基金会，后更名为美国糖业协会。——编者注

明尼苏达冠状动脉试验吧？）创立，认为总脂肪、饱和脂肪和胆固醇是罪魁祸首。第二个由约翰·尤德金创立，认为糖才是真正出错的原因。这场争论最终由基斯学派获胜。但是，这可能并不是一场公平的决斗。

在那份被忽视的档案中，卡恩斯还发现了其他文件，包括糖业研究基金会和伊利诺伊大学有机化学荣誉退休教授罗杰·亚当斯之间的通信。1959—1971 年，亚当斯是该基金会咨询委员会的成员。此外，卡恩斯还发现了基金会与哈佛大学公共卫生学院营养学教授马克·赫格斯特德之间的通信。

看起来，尤德金的研究似乎让糖业研究基金会坐不住了，所以基金会提议启动一个新的计划来反驳"对糖的消极态度"。1965 年，基金会请哈佛大学公共卫生学院营养系主任弗雷德里克·斯塔勒加入科学咨询委员会。

1965 年 7 月 21 日，《纽约先驱论坛报》发表了一篇重量级文章，着重指出了蔗糖与心脏病之间的关系。两天后，糖业研究基金会批准了"226 项目"。[①]226 项目是赫格斯特德及其同事罗伯特·麦克甘迪一起做的一项文献综述，由斯塔勒指导。最初分别给他们提供了 500 美元和 1 000 美元资金（约相当于今天的 3 800 美元和 7 500 美元），但最终他们共拿

---

① 我知道这听起来像是个阴谋论，但请耐心听我讲。

到了6 500美元的资金（约相当于今天的48 900美元）。

糖业研究基金会向他们提供了一些抨击糖的文章，希望他们进行反驳。在研究的每个阶段，基金会都强调希望揭穿抨击碳水化合物的谎言。教授们明确地表示他们明白自己的工作。

这项研究被不断推迟，因为每次有新的抨击糖的文章出现，他们都必须修改自己的文章加以反驳。糖业研究基金会定期评估科学家的进展。1966年11月2日，基金会告诉赫格斯特德："我可以向你们保证这正是我们想要的，我们很期待它的发表。"

226项目的成果于1967年发表在《新英格兰医学杂志》上，报告由两部分组成。文中没有提及糖业研究基金会对这个项目的资助或参与。报告不断地对营养学研究结果进行攻击——甚至包括那些结论是"减少脂肪摄入并没有用，减少糖才有用"的随机对照试验，同时夸大了相反的研究结果。文章的结论是，预防充血性心力衰竭所需的唯一营养学干预措施"毫无疑问"是降低膳食胆固醇，用多不饱和脂肪酸代替饱和脂肪酸。

我们很少会发现像卡恩斯找到的信件那样的确凿证据。很显然，这项研究的资助者知道他们想要的结果，研究人员也明白这一点。也许那份报告的作者认为他们的研究结果是正确的，但没有人知道他们与糖业研究基金会的关系，在

2016年卡恩斯发表调查结果之前，没有人会讨论潜在的利益冲突。不过，大约50年过去了，损害已经产生了。

现在我们知道，哈佛大学的研究人员搞错了。摄入胆固醇的危害远低于糖，而且很难说脂肪对人体也有害处。在过去的几年中，一项又一项的研究将糖的摄入量的增加与健康问题联系起来。例如，2014年发表的一项研究追踪调查了11 733人，持续近15年的时间（合计163 039生存人年数），在此期间有831人死于心血管疾病。在控制了其他相关因素（包括社会人口因素）之后，研究人员发现，摄入糖最多的20%的受试者死于心脏病的可能性是摄入糖最少的那20%的受试者的两倍多。随之而来的社论指出，每天喝20盎司^①的汽水足以显著增加死于心血管事件的可能性。

与其他许多东西一样，糖的问题在于：我们不再把它当成偶尔吃一点儿的东西，而是当成应该在所有食品中添加的成分，至少我们允许食品公司把糖加在食物里，这是我们每次购买含糖过量的加工食品时都要做出的让步。^②

因此，批评者呼吁食品中禁止添加糖，或者从某些人的饮食中完全去除糖。这也让人们开始以为摆脱糖是我们一直在等待的万能解决办法，他们甚至用研究证明了这一点。例

---

① 此处的"盎司"为容积单位，1盎司 ≈ 0.03升。——编者注

② 如果这让你想到了盐，那就对了，因为问题是相似的。

如, 2016年发表的一项研究表明, 如果把儿童每日饮食中添加糖的比例从约30%降低到约10%, 并代之以淀粉, 他们的血压、胆固醇水平和胰岛素水平就会显著改善。

这项研究得到了很多报道, 也带来了媒体的非理性繁荣。但就像很多营养学研究一样, 它在很多方面都有不足。首先, 这项研究只进行了9天。其次, 孩子们吃的所有食物都是免费的, 这可能会导致除了糖的摄入量之外, 他们的饮食还有其他变化。最后, 这项研究中没有对照组。

许多孩子——特别是超重或肥胖的孩子——如果在饮食中大幅减少糖分来源, 那么他们的体重和健康状况都会有所改善, 这一点我并不怀疑。但其他方面的变化也可能会有此作用, 而且某些糖源的问题比其他糖源更大。具体而言, 添加到食物中的糖比食物中自然存在的糖糟糕得多: 喝一罐含糖的汽水, 带来的麻烦要比吃一个苹果多。

直觉上我们都知道这一点, 但为什么会出现这种情况还是值得我们考虑的。

添加糖才是真正的头号公敌

当像我这样的医疗专业人士说"糖对你的身体不好"时, 我们说的糖实质上是添加糖, 而不是水果等食物中天然存在的糖或其他碳水化合物。

美国疾病控制与预防中心报告说，美国儿童平均每天摄入 282 卡路里（女孩）和 362 卡路里（男孩）的添加糖，这意味着他们有超过 15% 的热量摄入来自添加糖。成年人的情况稍好一些，但也不是很好（女性为 239 卡路里，男性为 335 卡路里）。不过，这种热量摄入在人群中的分布并不平均。例如，大约 1/2 的美国人根本不喝含糖饮料。接下来的 25% 的人每天从含糖饮料中摄取大约 200 卡路里的热量。从含糖饮料中摄取热量最多的那 5% 的人，每天通过这种方式摄取的热量超过 560 卡路里——相当于超过 4 罐 350 毫升的汽水。

摄入添加糖与超重或肥胖显著相关。2013 年发表的一项系统性回顾和元分析涉及 30 项随机对照试验（持续至少 2 周）和 38 项队列研究（持续至少 1 年），所有这些研究都关注了糖的摄入量与成年人和儿童体重的关系。根据这篇综述，针对不限制饮食的成年人进行的研究发现，降低添加糖的摄入量会导致受试者体重减轻，增加摄入量则会导致体重增加。对儿童的研究表明，那些含糖饮料（如汽水）摄入量最高的儿童明显比那些摄入量最低的儿童容易超重。虽然这些研究之间存在很多明显的差异，但它们发现的效果和关系是一致的，即使剔除了那些可能有偏倚的研究后也是如此。

这项研究和大多数类似的研究对"添加糖"的定义不同

于"糖",后者基本是指蔗糖,就是加入咖啡中的那种糖包里的东西。蔗糖是一种二糖,由一个葡萄糖分子(最简单的糖、血液中糖的存在形式)和一个果糖分子组成。

"添加糖"可以指蔗糖,也可以指我们用来增甜饮料的任何含有热量的其他物质。这类物质有很多,有的是天然的,比如蜂蜜;有的是从植物中提取的,但属于糖醇,比如甜菊糖;有的是由植物制成的糖浆,比如龙舌兰蜜。也许被报道最多且最被"妖魔化"的就是高果糖玉米糖浆了,这种液体既含有葡萄糖也含有果糖(和蔗糖一样),但是这些分子没有结合在一起,而是各自漂浮着。由于高果糖玉米糖浆便于运输,制造成本较低,而且比蔗糖更甜,所以常常用于加工食品。不过,根据玉米糖浆的用途不同,其中果糖的百分比会在42%~55%浮动。要知道,蔗糖中的果糖含量为50%。因为使用的溶剂不同,所以高果糖玉米糖浆中的果糖含量不一定非常高,至少相对于蔗糖来说并非如此。

当人们说"添加糖"时,他们通常指的是所有这些糖。水果中天然存在的果糖不是添加糖,牛奶中的乳糖也不是(乳糖由葡萄糖和另一种单糖——半乳糖组成)。但是,我们往食品中加的糖,包括糖浆、蔗糖和高果糖玉米糖浆,都是添加糖。与未精制食物中的碳水化合物不同,除非你严格限制摄入量,否则添加糖非常有害(基本上所有未精制食物中的碳水化合物都可以接受，只要它们不是你唯一的食物就行）。

首先，添加糖与糖尿病等代谢性疾病密切相关。2013年发布的一项研究利用联合国粮食及农业组织的数据研究了全球175个国家和地区的食品市场供应情况。在控制了许多其他因素之后，研究人员分析了这些国家和地区食品的营养成分与糖尿病发病率之间的关系。他们发现，每天每增加150卡路里来自添加糖的摄入热量（约一罐含糖汽水的量），2型糖尿病的发病率就增加1.1%。

公平地说，这些都是流行病学研究，几乎没有哪项研究有随机对照试验那样的分量。不过，很难想象让受试者增加添加糖的摄入来观察是否有什么害处，因为现在我们很清楚不会有什么好事发生。但即使没有这些试验，我们也知道大量的糖对身体有害，从饮食中除去添加糖是一个好主意。

然而，更大的争论是人工甜味剂是否和食糖一样对身体有害。随着食糖在20世纪六七十年代获得了"通行证"，针对糖的替代品的战斗开始了。不过，这场战斗不仅关注肥胖和糖尿病，还涉及更可怕的癌症。

糖精和阿斯巴甜会让人得癌症吗？

数十年来，人工甜味剂一直被斥为有害的化学物质。当然，我们吃的所有东西终归都是这种或那种"化学物质"。例如，维生素C是一种化合物，所有其他维生素也都是化合物，不能因为我们称之为化学物质就说它们不好。我有时怀疑那些强烈反对人工甜味剂的人是否真的明白这一点。

无论如何，就人工甜味剂而言，消费者对这类化学物质的普遍不信任加剧，是因为官方就它们对健康的影响发出警告——特别是它们是否会增加我们罹患可怕癌症的风险。

有些研究支持这些癌症警告。但喜欢喝健怡可乐的人请振作起来，因为这些研究经不起严格的审核。以糖精为例：作为一种最古老的人工甜味剂，糖精是由德国化学家在19世纪末发现的，但直到大约一个世纪之后才开始普及，当时作为一种零卡路里的"代糖"食品销售，比如品牌"Sweet'N Low"。在20世纪六七十年代，美国消费者开始意识到自己摄入了太多的糖（说得对），所以他们很欢迎这种糖的代替品。这似乎是一种降低热量摄入的好方法。要知道，如果摄入的热量未被使用，就会转化为脂肪。

想想减肥者的沮丧吧。于是，从20世纪80年代开始，美国国会要求任何含有糖精的产品都必须标注以下警告："使用本产品可能会危害你的健康。本产品含有糖精，动物实验已证明糖精致癌。"

我想这种措辞会让消费者在使用小包含糖精的甜味剂

之前三思而行。但是，美国国会做出这一决定的基础是什么呢？事实证明，科学家必须很费劲儿才能拿出证据来"确定"糖精和癌症之间存在因果关系。2004年《肿瘤学年鉴》上发表的一篇文章总结了糖精的历史，发现已有50多篇发表过的文章研究了大鼠与这种甜味剂的关系。其中有20项是"一代研究"，即研究人员喂大鼠吃糖精，然后观察发生了什么。在这些研究中，只有一项研究发现大量使用糖精会导致癌症，而且研究对象是一种经常感染膀胱寄生虫的大鼠，很容易患上糖精诱导的膀胱癌。

有些科学家似乎认为他们肯定错过了什么，于是进一步研究。他们开始进行"二代研究"，给第一代大鼠及其后代喂很多糖精。我想他们的假设是，第一代大鼠摄入的糖精以某种方式破坏了它们的DNA或器官，将较高的癌症风险传给了下一代。这听起来有些牵强，但科学家确实发现膀胱癌在第二代大鼠中更为常见。因此，北美洲和欧洲的许多国家禁止使用糖精或要求贴上警告标签。

我还记得那些警告，当时我还是一个小孩子。当然，作为小孩，我自以为可以长生不老，这些警告对我根本没有用。我不相信这种每张餐桌上都能找到的东西，会让我得癌症。我还认为所有这些警告都特别指出大鼠会得癌，跟人类没有关系呢。具有讽刺意味的是，这是很重要的一点：糖精和膀胱癌之间的这种联系从未在人身上得到证实。因为在大鼠身上观察到了这种相关性，并不意味着在其他物种身上可能会出现相同的效果。说到膀胱癌，大鼠似乎颇受折磨。

说到这里，我想起了一个笑话，是在我最喜欢的连环漫画《布鲁姆县城》上看到的。这个滑稽的漫画于20世纪80年代在美国报纸上连载，讲的是美国中部的一个小镇的故事。（现在它有一个纯网络版本。）在一组漫画中，漫画的一个主角企鹅奥普斯滔滔不绝地说出一大堆会导致老鼠得癌症的东西，它的年轻朋友米洛说："也许是研究导致老鼠得癌症。"我当时认为这句评论很有趣，事实证明这确实有一定道理。

大鼠似乎比人类更容易得膀胱癌，尤其是摄入过量的某种物质时。例如，给它们喂大量的维生素C，它们就会得膀胱癌。没有人由此推断我们应该给橙汁贴上标签，警告人们动物实验已经确定维生素C会致癌。

所以与人类相比，大鼠更容易受到糖精副作用的影响，而且目前没有确凿证据证明人类有此风险。英国、丹麦、加拿大和美国的研究人员把吸烟（这个因素确实会导致膀胱癌）考虑在内后，没有发现人身上存在糖精摄入与膀胱癌之间的关系。根据这些研究，2000年糖精就被从美国国家毒理学计划的致癌物质清单中删除了。

不过这一切为时已晚，公众对任何食品（特别是化学品）的反对看法一旦形成就很难改变。撤除之前的警告并没有让我认识的大多数人感到安全。事实证明，他们也没有其他替代糖的选择。

阿斯巴甜于20世纪70年代中期被引入美国，当时糖精正受到攻击。早期研究表明，阿斯巴甜不会导致动物患癌症，因此科学界和监管机构认为它比糖精安全。不过，1996年这一切发生了巨大转变，当时《神经病理学与实验神经学杂志》上发表了一篇名为"颅内肿瘤发病率增加：与阿斯巴甜有关吗？"的研究。

新闻界有一条不成文的规则，只要文章的标题以问题的形式出现，答案一般都是"不"。但记者知道：如果给一篇文章起名为"看电视的确不会让大脑生锈"，那么没有人会读它；如果把标题改为"看电视的确能让大脑生锈吗？"，那么就会在脸谱网上疯传。

这项研究的作者有意或无意地使用了同样的手法。尽管"颅内肿瘤和阿斯巴甜是否有关"这个问题的答案是否定的（或者至少是"不一定"），但看过标题的许多人都忽略了这个问题——甚至包括科学家和医生，匆匆得出了二者有关这一结论。

如果这些人中的任何一个确实读了这篇报道，他们就会发现作者指出了两点。第一，1975~1992年，颅内肿瘤变得更加普遍。第二，这些年开始有更多的人摄入阿斯巴甜。这只是相关性，并非因果关系，它告诉我们的，与经典的观察现象一样：天气炎热时冰激凌和谋杀都更为常见，这是事实，但并不意味着冰激凌会导致谋杀。①

　　阿斯巴甜引发颅内肿瘤的这一逻辑还存在其他问题。首先，研究人员报告中的大部分确诊的肿瘤是在70岁及以上的人群中观察到的，这些老年人并不是无糖汽水和阿斯巴甜的主要消费者。其次，美国食品药品监督管理局直到1981年才批准阿斯巴甜的使用，所以至少可以说将20世纪70年代颅内肿瘤发病率的上升归咎于阿斯巴甜是不对的。再次，其他更全面的研究都未能发现摄入阿斯巴甜与颅内肿瘤有关，这些研究包括《美国国家癌症研究所杂志》发表的一项儿童病例对照研究，以及《癌症流行病学生物标记和预防》上发表的一项涵盖超过45万成年人的队列研究。但是，这些研究都没有那样引人注目的标题。

　　反对阿斯巴甜的运动并没有就此结束。在2005年的一项研究中，科学家声称给大鼠喂阿斯巴甜导致其患有淋巴瘤

---

① 顺便说一句，这个观点与认为疫苗和孤独症有关的观点十分相似。仅仅是两件事同时发生，并不意味着接种疫苗会导致孤独症。

和白血病，但这些结论远非定论。①更重要的是，正如我们在讨论糖精（和《布鲁姆县城》）时所说的，大鼠和人类之间存在很大差异。

我不是说阿斯巴甜绝对安全，不会对人体造成伤害。如果你读了本书的第6章内容，你就会知道包括传统种植的食物在内的任何食物都不是完全安全的。人工甜味剂也是如此。例如，苯丙酮尿症是一种罕见的遗传疾病，患者对苯丙氨酸过敏，需要限制阿斯巴甜的摄入，因为苯丙氨酸是阿斯巴甜的一种成分。如果苯丙酮尿症患者摄入过多的阿斯巴甜，就可能癫痫发作或产生发育障碍。但是对于大多数人来说，阿斯巴甜和糖精都不会造成任何健康风险，即使我们的目光越过癌症也是如此。

关于人工甜味剂的其他迷思

不管你的母亲转发给你的可怕的连锁电子邮件说了什么，大家都不会合谋掩盖人工甜味剂的"危险"。那封电子邮件可能告诉你阿斯巴甜会导致心理或行为问题，但它引用的研究要么是大鼠试验，要么是设计得不够完善。相比之

---

① 他们也只是在雌性大鼠身上发现了这种关系。

下，1998年的一项随机对照试验显示，阿斯巴甜不会引发神经心理、神经生理或行为问题。当然，有些受试者说自己有这方面的症状，但是其比例与服用安慰剂的受试者相近。

我知道连锁邮件会告诉你阿斯巴甜对注意缺陷多动障碍患儿有害，因为它会加重症状，甚至导致疾病。但是，1994年的另一项随机对照试验显示，即使摄入相当于正常食用量10倍的阿斯巴甜，也不会对注意缺陷多动障碍患儿造成影响。不管是患儿的行为，还是他们的神经递质、氨基酸的实验室水平或其他指征，都没有什么变化。

这可不是我说的，2007年《毒理学评论》上发表的一篇安全性综述发现，阿斯巴甜已被广泛研究，所有证据都表明它是安全的。

阿斯巴甜不会导致癌症，对神经也没有影响，但它是否会引发糖尿病呢? 虽然我已经讨论了对糖与2型糖尿病关系的研究，但许多有健康意识的人认为人工甜味剂可能具有相同的效果。这个结论并不是他们自己得出的。2014年《自然》杂志上发表的一项大型研究让许多人认为人工甜味剂会导致糖尿病。这项研究似乎还表明，人工甜味剂会改变肠道菌群——肠道内由细菌、真菌及其他微生物组成的生态系统，而且这些改变可能导致糖尿病。

当《纽约时报》刊登我写的关于人工甜味剂的专栏文章

时，许多愤怒的读者都把这项研究发给我，说我错了，这些甜味剂已被证明不安全而且有害。但我之前并没有忽视这项研究，我只是认为它没有理由得到这么多的关注。

研究人员描述了几项试验。首先，他们发现喂食阿斯巴甜、三氯蔗糖（另一种人工甜味剂）或糖精的小鼠比喂食水或糖的小鼠的血糖高。其次，他们表示如果给小鼠的肠道消毒或清除其肠道微生物组，然后将已经喂食人工甜味剂或糖的小鼠的微生物组移植到已消毒的小鼠肠道中。与接受喂食糖的小鼠的微生物组移植的群体相比，接受喂食人工甜味剂的同类微生物组移植的小鼠的血糖水平更高。再次，他们表明与没有摄入人工甜味剂的人相比，摄入人工甜味剂的人肠道中的肠杆菌科细菌、变形菌和放线菌的水平有所不同。最后，他们招募了7位受试者（五男两女），这些受试者都很健康，没有吃过人工甜味剂。研究人员让受试者摄入美国食品药品监督管理局所允许的最高剂量的糖精，坚持6天。7人中有4人出现"异常葡萄糖反应"，其余三人没有出现这种反应。出现反应的4个人肠道中的细菌也发生了变化。

那么，我们看到了两项关于小鼠的研究（又是小鼠！），在短期内研究了它们肠道内的细菌；以及一项相对小型的横断面研究，它分析了人的肠道，但似乎没有控制除体重指数以外的任何因素，并且根本没有建立因果关系；还有一项针对7个人的为期一周的前瞻性研究。对于最后这项研究来说,区区7位受试者,持续仅一周,还没有设置对照组,这根本不能说明人们是否会因为食用糖精而得糖尿病。我的意思你懂吧:受试者人数太少,实验控制也很差。上面那项横断面研究也很难解释得通。也许食用人工甜味剂的受试者除体重指数之外的其他方面存在不同,这些因素研究人员都没有加以控制。也许他们来自不同的种族,饮食习惯不同,吸烟频率不同,饮酒方式不同,年龄或长或幼,诸如此类。虽然我认为这项研究的结果值得跟进和进一步研究,但它无法告诉我们长期食用人工甜味剂对人体有什么影响。

这项研究在衡量人工甜味剂和代谢紊乱之间的关系方面,也存在很多漏洞。没有人知道人工甜味剂会对肠道菌群造成什么影响,没有人知道为什么三种不同的人工甜味剂(完全不同的分子)会产生相似的变化,也没有人真正了解肠道细菌之间的相互作用对我们的健康有什么影响。有人提出了一些有趣的理论,旨在解答所有这些问题,但是没有任何确凿的证据表明人工甜味剂会导致糖尿病。

除了这些有关人工甜味剂导致糖尿病的未经证实的理论外,还有人认为人工甜味剂会导致超重和肥胖。如果这是真的,那么对那些想通过人工甜味剂减肥的人来说是一个特别坏的消息。但是,这究竟是不是真的?

　　与关于糖尿病的说法一样，这方面也有一定的研究依据。例如，2008年《肥胖症》（*Obesity*）杂志上发表了一项研究，聚焦于喝无糖饮料和体重之间的关系，涉及3 600名受试者，持续了七八年的时间。研究人员发现受试者喝的无糖饮料越多，体重增加的风险就越高。你可以想象媒体是如何报道这一发现的：喝无糖饮料会使你的体重增加，而非减少。

　　这种研究一而再再而三地出现。就在我交本书第一稿之前几天，又有一项研究出炉了。像前面提到的那项研究一样，它也成了头条新闻。这项新研究跟踪调查了1 450人长达10年的时间，结果发现与那些不吃甜味剂的人相比，食用低热量甜味剂的人的体重指数更高（体重指数是一个衡量组织质量的指标，用于判断一个人是否体重偏轻、正常或超重），腰围更粗，腹部脂肪更多。

　　这样的研究看起来似乎可以盖棺论定，因为其中的观点极具讽刺意味且很有新闻价值，但是它们存在一个巨大的问题，即反向因果关系。反向因果关系是指，观察者倾向于认为一个因素导致了另一个因素，但实际上可能正好反过来。例如，喝无糖汽水似乎与体重超标有关，那么讨厌无糖汽水的人可能会匆匆做出"喝无糖汽水会导致肥胖"的结论。但是，也有可能是体重超标导致人们喝了更多的无糖汽水。事实上,这是很有道理的。体重超标的人更可能节食,而节食的人更可能喝无糖汽水。

反向因果关系往往是各种观察性研究的一大缺陷,研究人员无法通过简单地重复研究来克服这种局限。观察性研究在探讨事物之间的相关性时可能很有用,但无法告诉我们因果关系的方向。喝无糖汽水会导致体重超标吗,还是因为体重超标促使人们喝无糖汽水?观察者(包括研究人员和非专业人士)对因果关系通常会有一个先入为主的观点,然后为此寻求理论解释。例如,有些科学家认为,喝无糖汽水的人随后会摄入更多的热量,从而过度补偿。有些科学家则认为,无糖汽水会改变微生物组,影响消化过程,从而导致人们体重增加(或者发展为糖尿病,又或是别的)。还有些科学家认为,无糖汽水中的人工甜味剂会诱导大脑下达让身体分泌胰岛素的命令,这可能导致脂肪储存和体重增加。观察性研究不能支持或反驳这些理论中的任何一个,它们只会不断加强研究人员的信念,但不会提高他们对因果关系的认识。

如果想知道无糖汽水对体重的真实影响,我们就需要看看实际改变受试者饮食并测量结果的前瞻性对照试验。例如,2012年研究人员发表了一项试验结果,这项试验旨在研究用无热量的饮料代替含热量的饮料是否会起到减肥

的作用。结果的确如此：开始喝无糖汽水的人体重减少了
2%~2.5%，与那些改为喝水而非含人工甜味剂汽水的人一
样。这种表明喝无糖汽水有助于减肥的证据，肯定会让那些
只是因为上述观察性研究就决定不摄入人工甜味剂的人感到
惊讶。

综观所有研究，支持人工甜味剂的证据更令人信服。
2014年《美国临床营养学杂志》上发表了一项元分析，研
究了饮用添加人工甜味剂的饮料与体重之间关系的随机对照
试验和前瞻性队列研究，其中，队列研究发现无糖饮料与较
高的体重指数显著相关。（请记住，这些研究只表明相关性，
可能出现反向因果关系的问题。）不过，随机对照试验（总
会更好一些，可显示因果关系）表示，喝无糖饮料能显著地
降低体重、体重指数、脂肪量和腰围。

那些想要证明某种食物或营养素不安全的人，往往会
只挑选支持他们观点的研究，这是营养学研究的一个共同主
题。他们总能找到这种"炮弹"，但并非所有的"炮弹"都
是公平和公正的。当反对人工甜味剂的人将某项大鼠研究作
为攻击的论据时，我往往会持怀疑态度，因为人工甜味剂的
人体研究很容易进行，而根据对其他物种的研究得出有关人
类健康的结论本质上是有局限的。即使是对人体的过程测量
（比如短期的酶水平）研究，也没有研究体重增加或减少的

随机对照试验有价值。所有这些试验加在一起，提供的证据比任何一项单一研究更可靠。就糖和人工甜味剂而言，证据十分充分：前者比后者有害得多。

────────── 底线 ──────────

　　有些人就是坚信人工甜味剂是毒药。不管我说什么，都不会让他们改变观点，更别提食品公司了。2015年，百事可乐终于放弃了一项类似的公关活动，并宣布在美国出售的健怡可乐中不再使用阿斯巴甜，代之以三氯蔗糖。为什么呢？美国人购买的健怡可乐越来越少，百事可乐通过客户调查了解到，最重要的原因就是阿斯巴甜。具有讽刺意味的是，第二年百事可乐宣布将推出"低糖经典混合甜味剂可乐"，没错儿，其中包含阿斯巴甜——仿佛人工甜味剂的粉丝可以说出两者有什么不同似的。

　　与许多其他有关食品的迷思一样，公众流行的对人工甜味剂的误解不是植根于逻辑，而是植根于情感，尤其是恐惧和厌恶的情绪。正如我在本章开头所说的，在我所公开承认的所有事情中，没有哪件比我让孩子喝无糖汽水遭到的谴责更多了。我完全没有预料到那篇专栏文章会引起众怒。我不认为偶尔让孩子喝一罐无糖饮料会让我成为怪物，但显然有些人是这样认为的。然而,让我觉得不可思议的是,人们似乎更反对"无糖",而非"汽水"。

就连我的一些朋友都有这种不科学的偏见。他们中的一些人十分想喝含糖的汽水,甚至把它当作偶尔才能享受一次的好东西。但是,当他们看到我的孩子喝健怡可乐时,他们几乎无法抑制自己的不屑。

这是怎么回事呢?我的孩子会吃很多的蔬菜和未经加工的食物,他们也喝很多水。如果他们想喝无糖饮料,我就会偶尔让他们喝——不是每天,一周几次而已。偶尔,我也会让他们吃甜点。适度似乎总是好的,孩子们也都能做到这一点。

关于人工甜味剂不好的一面,你尽可以吐槽。但是就严格的研究而言,还没有明确的结论。糖作为真正的甜味剂,却没有遭到同样的怀疑。流行病学证据表明糖的摄入与死亡相关——请注意,不是因果关系,而是显著的相关性。但是,我们没有检测到人工甜味剂与死亡的相关性。另外,虽然人工甜味剂不含热量,但添加糖是空热量的来源。含糖饮料不会让你有饱腹感,徒增热量摄入。摄入这类食物,身体怎么会健康呢?

当然,没有人需要汽水,也没有人需要啤酒、苏格兰威士忌、芝士牛排、比萨或苹果派。但事实是我喜欢这些食物，偶尔会尝一尝。有些人除了水之外什么都不喝，他们确实很值得敬佩，但大多数人做不到这一点。我当然也做不到。当然，有些人做过了头，喝大量的无糖汽水，这可能对他们不利（我说的是可能）。然而，与许多替代品相比，无糖汽水似乎是一个非常安全的选择。

我在行医过程中遇到过很多孩子，他们喝大量的果汁、汽水或牛奶，都存在体重问题。我做的第一件事就是鼓励他们停止喝含糖饮料，从而杜绝空热量。让他们只喝水往往非常困难。如果我能让一个孩子改喝无糖柠檬水，这至少是一个开端，可以使他/她每天的饮食减少几百卡路里的热量。

事情都是相对的。如果我得在无糖饮料和含糖饮料之间做选择，我会选择无糖饮料。摄入添加糖有潜在的伤害，并且这些伤害很可能是真实存在的，但人工甜味剂很可能没有害处。最后，我之所以让我的孩子喝无糖汽水，是因为我认为它比"加糖汽水"这个选项好。

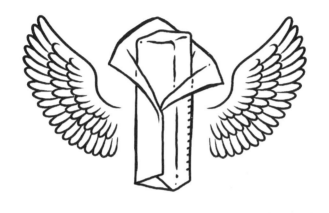

第 10 章

味　精

我几乎没有什么不吃的东西。但是，当我遇到我的妻子时，我发现她有一长串不吃的东西。这让我们要想像我希望的那样外出吃饭变得很难。我们在西雅图住了5年，由于她不吃海鲜，她错过了三文鱼、寿司等食物。此前，我们住在费城，我觉得我们外出吃饭时她除了吃烤鸡和所谓的亚洲沙拉，别的什么都不吃。

　　慢慢地，她愿意尝试的食物多起来了。现在，如果想在镇上找到新奇的餐馆，我还得靠她。我惊讶于她怎么那么钟情于别的国家的食物，几乎没有什么食物是她不愿尝试的，但有一种东西她仍会拒绝，那就是味精。

　　味精即谷氨酸钠，是一种可以让食物更鲜美的化合物。这是亚洲烹饪中常用的一种主要调料，非常美味。它也是人们最讨厌的成分之一。

　　有时，关于味精的讨论似乎成了阴谋论，而非以健康科学为主题。人们通常对味精持怀疑态度，而且他们的不信任似乎不受理智或研究结果的影响。这和疫苗（现在许多人认为疫苗会导致孤独症）的经历一样。人工甜味剂也正在经历这一切（正如我在上一章解释的那样，人工甜味剂因被认为与癌症、肥胖症、糖尿病等有关而备受指责）。但是谈到味精时，反对它的论点十分怪异。

　　如果你不相信我的话，可以在任何互联网搜索引擎上输入"味精"，同时输入一个普遍存在的健康问题。不管你选择什么关键词，是孤独症、肥胖、阿尔茨海默病，还是注意缺陷多动障碍，网站链接出现的信息都声称味精多多少少会造成这一问题。

　　与其他医学阴谋论一样，关于味精的那些说法可能无法反驳或消除。从疫苗和孤独症的关系这一迷思上，我们已经看到了这一点。这一假设的关系源自著名医学杂志《柳叶刀》上发表的一系列病例。这项研究有很多缺陷，后来被杂志撤稿了（这种情况很罕见）。后来的一项调查发现，研究中描述的许多儿童没得孤独症，还有许多儿童在接种疫苗前就有孤独症的症状了；日期和实验室结果都被改动了，而且这项研究是由准备起诉疫苗制造商的组织委托并资助的。《英国医学杂志》的编辑把整个事件称为一场骗局。但是，后来的这一切都没有激起一点儿涟漪。一旦妖怪从瓶子里被放出来，不管有多少研究就都很难驳斥最初的说法了。恐惧已经深植于公众心中，试图澄清事实几乎会适得其反。

目前，食品行业还在大量加工食品中加入味精，亚洲食品中当然少不了。不过，食品公司试图表现得低调一些，因为他们知道消费者很谨慎。许多含有味精的食品都是我们认为不健康的。因为我们将味精与它们联系在一起，所以人们也认为味精并不健康。但事实并非如此，味精会使食物变得鲜美。更重要的是，如果没有其中的关键成分——名为谷氨酸钠的有机化合物，你可能就没法活到读这本书的时候了。

遗憾的是，很少有人承认味精中这种化学物质在我们人体内扮演的角色。事实上，一听到"化学物质"这个词，许多人就不想继续听到有关味精的所有可靠证据了。但是，谷氨酸钠是化学物质，并不意味着它对你有害。毕竟，我们吃的哪种食物不是化学物质呢？

别闹了，所有东西都是化学物质

我们摄入的一切都是化学物质，就连水也是。我们不应该因为"化学物质"这个词，就对味精避之不及。我们也不应该说它"不天然"。大量真正的毒素都是天然的,比如肉毒毒素(导致肉毒杆菌食物中毒的蛋白质),我可不建议吃这些。[①]

不是所有人都知道有关化学物质的这一细微差别。营养学界有些人通过攻击食品链和食品生产商,说它们在食品里加了化学物质,而为自己博取了名声(和金钱)。其中最著名的当属自称"食品宝贝"的博客作者瓦尼·哈里。

不久之前,哈里因为各大公司在产品中添加了卡拉胶而对其穷追不舍。卡拉胶可以让食物变得黏稠或呈凝胶状。要了解人们怎么攻击食物中的化学物质,这可谓一个很好的例子。他们的谴责倾向于遵循某种特定的模式。

首先,哈里于2014年8月发了一个网站链接,是一篇引用动物研究的报告,指出摄入大量卡拉胶的小鼠和其他动物身上出现了许多问题,包括肠道病变和癌症。正如我整本书中都在说的,不能仅仅因为动物出现了某种问题,就判定人类也会出现这类问题。但是如果你听哈里的,就不会知道这一点。

此外,哈里引用了人体研究来证明摄入卡拉胶的人更可

---

① 还有什么是天然的呢? 破伤风毒素、白喉毒素、甲基汞、氰化物、砒霜、颠茄……我可以数上一整天。

能患上许多疾病，包括糖尿病和肠易激综合征。不过，她没有提及这些研究几乎都是病例对照研究或回顾性队列研究。正如我在本书中其他部分已经提过的那样，这些类型的研究会有一定的偏倚，例如：观察性研究（相对的是实验性研究）只能证明相关性，证明不了因果关系。哈里还指出，世界卫生组织和美国国家研究委员会（NRC）已经将卡拉胶列为致癌物质。不过，正如我们在肉类和咖啡那两章看到的一样，世界卫生组织几乎把任何你能想到的东西都列为可能导致癌症的物质。值得一提的是，该组织将卡拉胶列为2B类致癌物质，即"可能致癌"——这和腌菜是同一个类别。最近，咖啡也被列为这一级别。

如果哈里的攻击方案听起来很耳熟，那是因为科学和营养机构的其他成员也用类似的方式驱逐所谓的"坏"食物，比如人工甜味剂和肉。这是一种让人们放弃某些食物的行之有效的方法。

在反对食物中添加化学物质的斗争中，还有一个广为人知的案例，也和瓦尼·哈里有关。那是在2014年，反对食物中添加化学物质的斗士将愤怒的矛头指向了"赛百味"连锁店的三明治。事情是这样的，赛百味的面包中含有偶氮二甲酰胺，这种物质既可以作为面粉增白剂，也可以作为面团性质改良剂。换句话说，它能让面包看起来更白，质地更好。

　　但是,偶氮二甲酰胺也有其他用途。加热时,它会分解并释放氮气、二氧化碳和其他气体。因此,当它被加到各种产品中时,会产生气泡,形成更具弹性的物质。例如,如果把它加到乙烯泡沫中,这种泡沫就可以用来做瑜伽垫。

　　你可能想到了,哈里和其他反化学物质的狂热者瞄准了偶氮二甲酰胺的这种用途。他们说,你吃赛百味的三明治时,基本上就是在吃瑜伽垫。哪有人想吃瑜伽垫呢?

　　许多组织已经明确表示,低剂量的偶氮二甲酰胺——特别是食品中使用的偶氮二甲酰胺——是安全的。但对食品"斗士"来说,这并不重要。偶氮二甲酰胺是一种化学物质,就必须去除。在赛百味屈服并不再使用偶氮二甲酰胺后,许多其他快餐连锁店也纷纷效仿。它们都不想要这样的负面宣传,说它们的面包卷或面包是瑜伽垫做的。

　　仅仅是某种物质可以用于工业用途,并不意味着它不能作为食物食用。比如,玉米可以用来制造乙醇,乙醇可以被添加到汽油中,为我们的汽车提供动力;但这并不能说明玉米很危险,或者说你吃玉米时就是在吃汽油。再举一个例子,近年来我读过几篇讨论可能将葡萄糖转化为柴油或聚酯纤维的研究文章,但这并不意味着你摄入葡萄糖时就是在吃裤子。其实,任何化学品或任何其他物质都可以有多种用途。

　　就味精而言,我们无力改变这一公众认知现状真的很令人沮丧，因为味精（或者至少是组成它的关键化合物）实际上是构成生命的物质。

真正构成生命的物质

人类可以识别5种基本的味道。我们进化到可以感知这几种味道，以便分辨哪些食物对我们有益，哪些食物可能对我们有害。甜味食物可以促进我们摄入碳水化合物，这样我们才会有足够的能量；咸味食物可以促进我们摄取足够的钠，维持身体的水分平衡；酸味可好可坏，能够帮助我们判断食物什么时候可以吃（成熟），什么时候不能吃（变质）；苦味食物大多警告我们它们对人类无益，甚至有毒；第5种味道也是被误解最多的，就是鲜味。

"鲜味"（umami）这个词来自日语，意思是"可口"。这种带有泥土气味的浓郁味道是肉汤、鱼酱和许多发酵产品所特有的。我们发展出感知鲜味的能力，可能是为了确保我们摄入足够的蛋白质。单独品尝味精，味道会很奇怪，有点儿咸味，还有点儿肉味；但与其他味道混在一起时，味精可能带来神奇的味道。

舌头上感知鲜味的受体就是那些能够识别谷氨酸钠的受体。谷氨酸是构成人体内几乎所有蛋白质的氨基酸之一（随后我会详细介绍），也存在于番茄、奶酪和许多种海藻中。如果我们让一个钠离子与谷氨酸结合，就会形成味精。

没错儿，味精的重要组成成分是天然存在的谷氨酸，而不是哪个疯狂的科学家在实验室中创造的物质，这可能与你想的正好相反。不仅如此，谷氨酸对我们的生存至关重要。

这里我可要严肃一点儿了，不过这确实是一个完美又重要的例子，能够说明一种化学物质如何受到了不公平的指责。所以，请耐心听我解释这种组成味精的关键性氨基酸为什么对我们的存在至关重要。

DNA由4种核苷酸构成，即腺嘌呤（A）、鸟嘌呤（G）、胞嘧啶（C）和胸腺嘧啶（T），这4种分子编码了人体的全部生物学结构。这些分子每三个一组形成密码子，而密码子以特定的顺序排列，就拼出了我们身体中所有结构的"密码"，具体的构建过程主要通过蛋白质完成。

密码子或者由三个字母组成的代表密码子的组合，就是氨基酸的代码，而氨基酸是蛋白质的基本组成部分。只有20种氨基酸用于构建人体，我们需要的或使用的每种蛋白质都是由它们组成的。其中的9种被称为"必需氨基酸"，因为人体无法合成它们，必须通过食物摄取。其他的11种氨基酸可以在人体内合成，但并不是说它们不那么重要。在这11种氨基酸中，有一种就是谷氨酸。谷氨酸失去一个氢就变成了谷氨酸根离子，这两种物质基本上是可以互相转化的。

谷氨酸与其他氨基酸一样，不仅是蛋白质的组分，也是细胞产能机制的关键。没有这种机制，我们所知道的一切依靠氧气生存的生命都将死亡。谷氨酸也是人体通过尿素清除废物的主要参与者，甚至还是我们大脑中的神经元用来传递信息的关键神经递质之一。

没有谷氨酸，我们将无法思考或排出尿液，我们可能会死。总之，这种化学物质对我们的生存绝对是必要的。所以不管是谁告诉你味精中所含的物质对你有害，都是在自欺欺人，或者可能对谷氨酸根本不了解。

不管怎么样，出丑的都是他们。即使最讨厌味精的人每天也都在摄入谷氨酸，因为所有的蛋白质中都有谷氨酸，包括我们食用的蛋白质。人体消化和分解这些蛋白质时，为我们提供了大量的谷氨酸。有些食物还含有游离的谷氨酸，就是那种我们不需要分解蛋白质来获得的谷氨酸。例如，发酵会让食物中的游离谷氨酸增加。有些食物会自然产生游离的谷氨酸，1908 年谷氨酸就是从一种这样的食物中首次被分离出来的。

事实证明，日式烹饪中常用的某些海藻含有大量的游离谷氨酸。但是，当一位名叫池田菊苗的科学家在 1908 年设法从海藻（海带）中提取谷氨酸时，他得到的却是一团不易包装的液体。为了使其稳定，池田菊苗将其与盐结合以形成固体。味精就这样发明了。

今天，我们制作味精的过程要比池田菊苗当年容易得多。谷氨酸棒状杆菌分解来自植物的葡萄糖（或蔗糖）时，会自然产生纯谷氨酸。是的，味精是在实验室生产的，但其背后的过程完全是自然的。在这些细菌发挥魔力后，科学家滤出谷氨酸，将其提纯，加入含有钠离子的溶液使其结晶，然后我们就得到了老式的味精。

科学家在接下来的10年内想出了批量生产味精的方法。正如含有谷氨酸的食物在亚洲十分常见一样，味精（包装得像盐一样）在这里广受欢迎。但味精固有的吸引力，更准确地说是它创造的基本味道，绝非仅限于亚洲。如今，在西方国家的任何一家时髦餐馆，你都可能从服务员或一起吃饭的人那里听说鲜味的重要性。纽约市甚至有一家名为"鲜味汉堡"的餐馆，这家餐馆的汉堡中的鲜味通常来自"天然的"谷氨酸，也就是含有大量这种化学物质的食材。这些食材中的谷氨酸与味精中的谷氨酸完全相同。

但是，别去告诉在"鲜味汉堡"这家高档餐馆吃饭的人，他们所吃的昂贵的"全天然"汉堡所含的氨基酸基本上和味精里的相同，效果也相同。他们的观念已经根深蒂固了。

中餐馆综合征

虽然味精很快成为亚洲的主要调料，但它进入美国所花的时间有些长。直到 20 世纪 50 年代，味精在大洋彼岸实现商业化生产 40 年之后，才进入美国的加工食品市场。它不仅被用在不健康的食品中，还被添加到蔬菜罐头、番茄酱和汤等食物里。它甚至开始出现在婴儿食品中。婴儿觉得怎么样，我们永远不会知道，但美国厨师和消费者似乎很喜欢加了味精的菜肴的味道。随意翻看当时的一些食谱，你可能会发现其中至少有一份要求加味精。

秋后算账的时候到了。随着人们对人工甜味剂的担忧不断增加，以及误以为人工甜味剂会导致癌症（见第 9 章）而颁布的联邦禁令开始推行，人们强烈抵制食品中的"化学物质"。味精可能也因此陷入其中。

1968 年，美国国家生物医学研究基金会的一名医生兼高级研究员在《新英格兰医学杂志》上发表了一篇题为"中餐馆综合征"的简短文章。他写道，自从几年前他从中国来到美国，他发现每次在中餐馆吃完饭，大约 15~20 分钟后就会出现一些症状，尤其是那些提供"中国北方食物"的餐馆。症状包括颈后部麻木并逐渐蔓延到手臂和背部，虚弱，还有心悸。他并没有将这些症状归咎于味精，但想问问别人有没有注意到这个问题。

　　显然，这位医生并不是唯一遇到这个问题的人。《新英格兰医学杂志》收到了大量的回复。接下来的那个月里，《纽约时报》也加入了这场争论，发表了一篇题为"中餐馆综合征难倒医生"的文章。如果你读了这篇文章，就会发现它是由一位持怀疑态度的医生撰写的。正如往常一样，尽管有许多文章试图质疑这些想法，但这种公开信息强化了人们认为味精有害的信念。事实上，今天许多引用《纽约时报》那篇文章的人都用它来支持有关中餐馆综合征的说法。还有很多人认为中餐馆综合征——大约10年后，《纽约时报》的头条新闻称之为"馄饨汤引起的头疼"（我真希望这是我编的）——多多少少源于种族歧视以及美国人在20世纪六七十年代对外来事物的不信任。

　　不管原因是什么，20世纪60年代后期那一连串关注引发了进一步的研究，结果只是加剧了人们对味精存在健康风险的猜测。1969年，也就是《新英格兰医学杂志》上的那篇文章发表一年后，《科学》杂志发表了一项探讨味精如何影响小鼠的研究。研究人员写道，被注射味精的小鼠得了坏死性脑病和神经内分泌紊乱，还变得过度肥胖。

　　只需要一点儿科学、几只受损害的老鼠和几条新闻报道，就能让人们对某种食物失去理智。人工甜味剂如此，味精亦如此。在1969年的那项研究中，味精被注射到小鼠的皮下组织而不是让它们吃掉（这才是我们摄入味精的方式），这一点没有引起重视。试验中注射的味精量对大象来说更合适，对小鼠来说就过量了，这也没有引起重视。（2002年，研究人员每天向小鼠喂食20克味精，时间长达6个月，才发现味精对它们的眼睛有害，而人类吃的味精量比试验中少多了。美国人每天平均摄入约半克味精，我们吃一顿饭最多也就摄入几克味精。）长期以来，味精一直存在于人们的食物中，但并没有出现研究人员在啮齿类动物身上观察到的任何副作用，这也没有引起人们的重视。逸事——所有科学证据中最低等的形式，反倒能够推波助澜。电视剧《伯南扎的牛仔》的主演、著名演员罗恩·格林在一家中餐馆吃饭后晕倒，住了4天院，这引起了人们的广泛注意。大家觉得味精就是毒药，我们需要远离它。

我们的确这么做了。营养专家还有拉尔夫·纳德等倡导者前往国会，辩称婴儿食品中必须禁止添加味精。难道我们真的想要毒害我们的孩子吗？ 1969年年末，大多数婴儿食品的生产商妥协了，主动不再添加味精。当然，这只是强化了人们认为味精不安全、需要从更多食物中去除的想法。然而，与其他成分（如人工甜味剂）不同，美国食品药品监督管理局从未裁定味精不在"一般认为安全"的食品之列。食品公司是主动不添加味精的。

有趣的是,在这个博弈的过程中从来没有人承认,人乳中含有大量的谷氨酸钠和谷氨酸,含量比婴儿配方奶粉和牛奶中还要多。科学家假设人乳中谷氨酸钠含量相对较高是适应的结果,有助于确保婴儿喝到足够的富含营养的母乳,因为味道实在是太好了。然而,没有人因为母乳与有争议的婴儿食品含有相同的物质,而建议我们禁止母乳喂养。

让人奇怪的是,人们立刻从中餐馆综合征跳到了味精,却没有考虑这种症状可能是食物中的其他物质导致的。毕竟,中式烹饪中所使用的很多食材都与其他文化的习惯不同。没有理由认为某些人,比如最先提出中餐馆综合征的那名医生,对这些物质不敏感或不过敏。

例如,中式饮食中的组胺水平有时很高。组胺常见于虾、豆腐和许多酱汁中,当然,它有可能引起过敏反应。当中式饮食中含有大量组胺时,基本上可以产生与苯海拉明等抗组胺药物相反的效果。抗组胺药物会阻断组胺的作用路径,有助于缓解过敏症状。相反,组胺含量高的食物会导致身体释放组胺。这样的食物可能导致类似过敏的症状,并非不可想象。

中餐馆综合征的这种可能情况完全没有被纳入有关味精的讨论中,也没有阻止关于味精不健康的"证据"浪潮。在接下来的几十年里，研究人员不知道害死了多少实验动物，就是为了证明味精对人类极为有害。如果你去搜索一下，就会发现表明大量味精会在小动物身上产生不良后果的研究。你还会发现病例报告，甚至是病例对照研究，表明摄入味精与人类患病和残疾有关。但是，好的研究证明的事情恰恰相反，而这是我们在确定自己的饮食时唯一应该注意的研究类型。

味精对人体无害

我们可以用大剂量的特定食物杀死大鼠，但这并不能证明当这种食物作为一般饮食的一部分时会对人类有什么影响。我们需要仔细思考和规划，用正常量的食物以及人类作为研究对象，才能证明食物对我们的影响。

关于味精的实验性研究表明，它即使对人有影响，影响也很小。例如，1993年《食品和化学毒理学》杂志上发表了一项研究，研究人员给71名健康受试者随机分发0克味精（安慰剂）、1.5克味精、3克味精和3.15克味精中的一种。他们尽力确保受试者不能分辨自己吃的是什么。大约有15%服用味精的人报告说有某种异样的感觉，但是服用安慰剂的受试者中也有14%的人有这种感觉，差异并不显著。（事实上，研究人员发现，很多先前的研究可能存在偏见，因为研究中使用了高剂量的味精，味道很差。当你让受试者吃味道不好的东西时，他们更可能报告不好的结果。)

几年后，另一项试验揭穿了这样的迷思：哮喘患者可能因为吃味精而使哮喘发作的风险变高。这项研究的结果发表于1998年，追踪调查了12名哮喘患者，他们分别服用1克味精、5克味精、安慰剂或不服用味精。研究人员没有发现味精会诱发哮喘。

诚然，这是一项小型研究，但更大型的研究也得出了相同的结论。1999年，《过敏和临床免疫学杂志》发表了一项针对100名哮喘患者的随机对照试验。其中30人有中餐馆综合征病史，70人无这种病史，每人每天摄入2.5克味精（这个剂量很大了，因为美国人平均每天摄入约0.5克味精）。虽然摄入大剂量味精，但任何一组受试者都没有出现额外的哮喘症状，即使是那些自认为对味精更敏感的受试者也没有出现任何症状。

但是，有些科学家和消费者保护团体仍不相信。他们认为，味精会对一小部分人产生危害，而研究未能涵盖这部分的人群。于是，2000年研究人员发表了一份十分深入的研究报告，有关味精的任何争议本应终结。

研究人员招募了130位受试者，他们都表示自己对味精敏感。研究人员第一天向他们提供5克味精，隔天就提供5

克安慰剂，然后要求受试者报告他们有几种症状（在一张列有10种症状的清单中选择）。大约2/3的受试者在试验的两天里都报告了至少两种症状。

研究人员请这些受试者重复试验，有76人同意继续参与试验。其中仅有19人在服用5克味精时报告了至少两种症状，而在服用安慰剂时未出现两种症状。要知道，所有这些受试者在研究开始时都表示自己对味精敏感。

研究人员请这19位受试者再重复两次研究，有12人表示同意。其中只有两人摄入味精时反复表现出至少两种症状，而服用安慰剂时却没有任何症状。但是，症状并不一致，可能除味精之外还有其他东西在作祟。

但是，研究人员没有就此罢休，他们请那两位对味精持续有反应而对安慰剂没有反应的受试者再重复三次试验。他们都仅在一次试验中对味精有反应，另外两次则没有任何症状。

换句话说，即使摄入大剂量的味精（大约是一般人每天摄入量的10倍，远超过吃一顿饭摄入的量）后，这项研究的受试者有反应，他们的反应也并不一致。

───────────── 底线 ─────────────

谷氨酸不仅美味，对我们的生存也是必要的。你不用通过摄入味精来获取谷氨酸，但也没有任何确凿的证据表明味精会伤害你。那么，为什么要剥夺自己享受美味的权力呢？

我每周都会和朋友一起打游戏。[①]除了啤酒之外，有人会带些零食给大家吃。这些零食中有许多都是其他国家生产的。有些很难吃，但有些超级好吃——这往往要归功于里面的味精。

最近，我们开了几袋塔基斯（Takis），这种零食是一家墨西哥公司生产的。塔基斯就是卷起来的玉米片，口感有点儿像管形的多力多滋。这种富含味精的零食味道难以形容。一口咬下去，你会感受到几乎难以抵御的鲜味。太美味了，你马上就想吃下一个。此外，吃完这种玉米片之后，味道也会流连于唇齿间。就连现在写到它们，我都流口水了。

我的观点是，其他国家的人似乎并不像美国人那样对味精避之不及。味精在日本、中国和其他许多亚洲国家的美食中无处不在，墨西哥产的零食也含有味精，但没有证据表明这些国家的很多人因此患有头痛、哮喘或出现其他相应的症状，倒是在反味精情绪更高涨的国家，人们常常把味精与这些症状联系在一起。

---

① 是的，我现在还玩《龙与地下城》，我儿子也玩，但他们不喝啤酒。

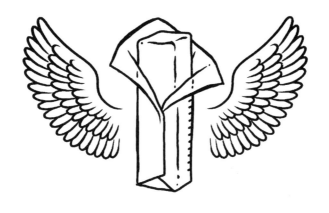

第 11 章

非有机食品

我小时候住在费城，要是看到一只山羊或一只鸡，那就说明我去野外了。搬到印第安纳州后，我上下班的路上都会看到类似的情景。真的，每天早上几乎一出门，我就会遇到一个由栅栏围好的院子，里面有山羊、鸡，还有一头奶牛。这不是农场，只是别人的家而已。

　　住在农场附近有很多好处，其中一个就是离农贸市场更近，可以从农民那里买到新鲜的农产品和食物。刚搬到印第安纳州不久，我们家就从农场订购产品，每个星期我们都会去一个中间位置，取一盒有机水果、蔬菜和鸡蛋。这可以说彻底改变了我们的饮食习惯。我们开始吃各种各样的蔬菜，采用各种新的烹饪方式。我们摄入的面食和面包变少，甚至肉类的量都少了。我的妻子艾梅更清楚我们吃的食物是如何种出来的了，结果我们开始吃更多的未加工食物和以人道方式种植或饲养的食物。

然而，其他标准逐渐悄悄地出现了。过了不久，我们家吃的所有东西都得是"有机的"。艾梅辩称有机食品更好，她认为它们更有营养，甚至觉得它们比常规种植的食物更安全。

开始时，她的标准仅限于水果、蔬菜和鸡蛋。因为我们吃的东西特别好，所以我也没在意。不过，很快她的痴迷就超出了我们直接从当地农场购买的东西。她开始在一切食品上寻找有机标签，甚至开始买有机蔗糖。

这种向有机食品的转变，让我这个科学家感到很不舒服。毕竟，有机蔗糖比普通蔗糖贵得多，但仍只是蔗糖，对吧？我是说，除此之外还能有什么呢？

我乐于享受婚姻生活，所以一段时间内我都没在意吃的是什么。但是，感恩节吃火鸡的时候她拒绝用非有机肉汁，我实在受不了了，因此我们吵了一架。我觉得必须查找证据，看看她想的是否正确。我的发现让我们俩都大吃一惊，从根本上影响了我们一家。显然，我们的婚姻保住了，但我们的全有机膳食计划夭折了。

什么样的食品才是有机食品?

考虑到我听到"有机"这个词的次数,我觉得它一定有个简单的定义。然而,当我登录美国农业部的网站时,我发现事实远非如此。这个看起来很简单的术语,实际上定义非常复杂。[①]

为了不占用本书太多的篇幅,下面是我最简洁的概括了。根据美国农业部的定义,在种植有机农作物前,土地至少三年不得使用任何违禁物质(大部分合成农药、除草剂和化肥)。肥料必须是非合成的或由得到许可的材料合成的。除草剂和农药必须是天然的或在批准使用的合成除草剂和农药清单之中。种子必须是有机的,基因没有改变过。从妊娠期的倒数第三个月开始,牲畜必须只进食有机饲料,但允许使用一些维生素和矿物质补充剂。奶牛需要被有机饲养一年,此后牛奶才被认为是有机的。牲畜生病了的话,只能用批准的药物治疗。反刍动物在放牧季节必须至少放养120天,至少有30%的饲料来自牧场。所有动物全年都要有在户外活动的时间。至于含有多种成分的产品如何贴标签,美国农业部有额外的标准和法规。要进行"有机认证",该机构要求

---

① 美国农业部国家有机计划的术语表超级长,去看看你就知道了。

产品至少有95%的成分是有机的,其他5%几乎不做要求。
(没有什么是十全十美的。[1])

100年前,"有机"的意思和我们现在期待的一样。消
费者确信他们的食物由当地的农民种植,农民在种植水果和
蔬菜或饲养动物时没有使用杀虫剂、除草剂、抗生素、合成
肥料,也没有进行基因操作。那是因为这些技术当时根本不
存在。

今天,即使是打着有机标签的食品也可能含有非有机
成分,但"有机"这个神秘的词给食品公司带来了巨大的利
润。每年,美国有机食品的销售额超过310亿美元。美国全
年销售的食品中有超过4%的比例是有机食品,而专门推广
和销售有机食品的巨型公司已经出现。从很多方面来讲,现
在的有机食品和传统种植的东西一样公司化了,富有田园
风情的品牌和包装掩盖了工业食品系统的运作。"卡迪卡斯
农场"这个有机品牌隶属于通用磨坊公司旗下。"回归自然"
这个品牌曾由卡夫食品公司拥有,2012年被转售给一家私募
基金(Brynwood Partners)。"晨星农场"为家乐氏公司所有。

---

[1] 我似乎并不看重美国农业部的"有机认证",但至少该机构有一定
的标准和检验,即使检验过程并不权威。许多其他标签更差,"无
抗生素"、"自由放养"、"无激素"和"自然的"等描述含糊不清,
没有标准的定义。

如果你对这样的想法持开放态度，那么这种商业化有一个优点，就是降低了有机食品的价格（有机食品的价格比传统种植作物的价格要高）。不只是全食超市和普通连锁超市之间的价格差异，所有有机食品都比传统食品的价格高。2016 年，美国农业部经济研究局发布了 17 种食品价格的差异数据。从最低的说，有机菠菜的成本要比普通菠菜高出 7%，有机燕麦高出 22%，有机胡萝卜、土豆和苹果高出 27%~29%。在妈妈群体中颇为流行的有机婴儿食品价格平均高出约 30%。但是，这绝不是最大的差异。有机混合沙拉比传统沙拉的价格高出 60%，有机牛奶的价格比普通牛奶高出 72%，有机鸡蛋的成本相比普通鸡蛋则高出 82%。

为什么有机食品如此昂贵？不是因为农民和大型食品公司有多贪婪，主要是因为有机食品的生产成本更高。有机食品的种植者要通过许多环节，才能获得对杀虫剂、耕作方法和食品的认证。由于动物产品（牛奶和鸡蛋）的有机认证需要额外的时间和精力，因此附加费用要高于有机农作物。

好的一面是，有机食品和非有机食品之间的价格差异随着时间的推移而逐渐下降。对于某些有机食品来说，现在的溢价比以前少了，但并非所有的有机食品都是这样。对于某些食品（还是牛奶和鸡蛋）来说，近几年的附加费用实际上一直在涨。为什么呢？原因我也不确定。

　　虽然有机食品的价格很高,但人们购买的有机食品越来越多。2004年,购买菠菜的消费者中约有5%购买了有机菠菜。到了2010年,这一比例已上升到40%,这说明短短6年内购买常规种植菠菜的人数比例从95%下降到60%。

　　有机食品成为主流是近些年的事,美国农业部直到2002年才制定有机食品法规。尽管有机食品作为新事物,在食品工业系统中还处于生根发芽的阶段,但许多人都和我妻子一样认为有机食品比非有机食品更健康,消费者也愿意花更多的钱购买有机食品。不过,他们的想法真的对吗?

有机食品并不比传统种植食品有益健康

　　说到饮食健康,几乎没有证据表明有机食品优于非有机食品。

　　在这方面,我看过的最彻底的研究发表在2012年的《内科学年鉴》上。斯坦福大学的研究人员对1996—2009年间的医学文献中所有比较有机食品和常规种植食品的研究进行了系统性回顾。

　　研究人员共找到了223项研究,它们比较了有机食品和常规种植食品中的营养成分和污染物(如细菌、杀虫剂、真菌和重金属残留)。其中153项研究的是水果、蔬菜和谷物;

71 项研究的是肉、家禽和蛋；有的研究涵盖了两个类别。就营养成分和污染物这两个指标而言，斯坦福大学的研究人员发现有机食品和非有机食品之间没有任何显著差异。

在营养成分方面，研究人员发现二者的维生素含量没有显著差异。他们还研究了其他 11 种营养素（钾、钙、磷、镁、铁、蛋白质、纤维、槲皮素、山萘酚、黄烷醇和酚），但仅检测到两种有显著的统计学差异——磷（因为其中一项结果异常的研究）和酚（主要因为两项结果异常的研究，奇怪的是其中没有说明样本量）。

随着研究人员一遍又一遍地进行研究，我们希望研究结果集中在某个我们认为正确的值附近。异常值是说研究结果与中心值相差甚远。比如，如果我们针对小鼠的体重做了 10 次研究，其中 9 次体重在 0.7~1.3 磅，而第 10 次测量的体重是 25 磅，那么最后这次测量值就是异常值。异常值研究往往不如那些接近中心值的研究那么可靠，有时它们完全就是错的。然而，在元分析中，一个异常值可能就会改变研究结果，因为它会让最后的平均结果远离真实的平均值。

样本量是需要计算的，这样我们才能确定有足够的受试者，从而保证研究结果的可信度。这是好的科学研究的一部分。也许面对没有计算样本量的研究，我们应该抱持更大的怀疑。前面提到的两项关于酚的研究不仅没有这个重要的计算,结果也出现了异常值,这使它们备受质疑。如果去除这两项研究的结果,那么总体结论就是有机和非有机动植物产品在营养方面没有差异。

当斯坦福大学的研究人员比较有机牛奶和非有机牛奶的营养成分时,他们发现有些研究说有机牛奶比传统牛奶含有更多的 ω–3 脂肪酸。但它们大多研究的是(未经消毒的)生牛奶,欧洲人喝的牛奶中只有一小部分是生牛奶,而北美人几乎不喝生牛奶。(此外,人们为什么要喝那么多的牛奶呢?他们没有看到第 1 章介绍的研究吗?)

与营养成分一样,《内科学年鉴》上发表的那项元分析显示,有机和非有机食品之间的污染物水平没有显著差异。当研究人员审视农药含量时,他们发现有机食品含农药的可能性的确明显较低,这没有什么令人惊讶的,因为对于经过认证的有机食品来说,种植过程中几乎不能使用合成农药。不过,非有机食品中检测到的农药含量也低于允许的最大安全限值,因此这种差异客观上来讲并不显著。轮到其他污染物时,两种食品之间的差距更小。例如,7% 的有机食品中含有大肠杆菌,而 6% 的常规种植食品中含有大肠杆菌,两者并没有显著差异。其他细菌、真菌和重金属的情况也是如此。

测量营养物质和污染物含量当然很好,但我们真正关心的是吃这些东西的人会怎么样。他们是不是更健康?斯坦福大学的研究人员对此也做了研究，结果没有发现重大差异。

　　为了评估有机食品和普通食品对人类健康的影响，这些研究人员分析了一系列研究，共涵盖 14 类不同的人群，超过 13 800 名受试者。其中有两项研究查看了儿童和孕妇吃的食物种类（有机食品或非有机食品）对他们罹患哮喘、湿疹、其他症状或特应性疾病的标志物有没有影响，结果发现没有影响。还有 11 项研究针对的是男性和没有怀孕的女性，主要检查了吃有机食品或常规种植食品的人的血清、尿液、母乳和精液中某些健康因子的生物标志物水平。总体而言，没有显著差异。只有一项研究聚焦于临床结果，但发现冬天吃有机肉类实际上增加了因弯曲菌感染而生病的风险。这一结果很难解释，当然也不是定论，不过它可能不是有机食品的支持者所期望的结果。

　　在流行病学领域，223 项研究可以算大量的研究了。如果这种严格的科学研究都未能证明有机食品有任何真正的健康益处或保护作用，那么这足以说服我不对传统食品妄加评论——即使面对有较少的证据支持相反观点的情况。

　　那项元分析在《内科学年鉴》上发布不久，《英国营养学杂志》有一项新的研究似乎驳斥了它的观点。该研究发现有机水果和蔬菜比非有机水果和蔬菜更有营养，也更安全，其作者宣称这是同类分析中"最广泛"的一项。相信有机食品有益的人声称,它超越了所有其他研究,当属最后的定论。

这篇研究文章的作者是一群来自世界各地的科学家,他们声称现有的针对有机食品和非有机食品健康影响的研究不够全面。他们梳理了1992—2011年的文献(这与斯坦福大学研究人员分析的研究范围有所重叠),最终回顾了448项研究。他们认为其中的343项符合要求。根据数量更多但挑选标准并不严格的证据,他们宣称有机食品比传统食品更安全,营养更丰富。他们得出这一结论的几乎唯一证据,就是发现有机食品比传统食品含有更多的抗氧化剂,更少的合成农药。

这一逻辑有几个问题。首先,《内科学年鉴》的那项研究已经解决了非有机食品中农药含量较高的担忧,声明所回顾的研究均发现合成农药的含量离一般认为的不安全水平还差得很远。不过,更大的问题也许是,抗氧化剂的含量根本不是我们决定食物是否有营养的标准。

抗氧化剂是我们的身体用来对付自由基的化合物。自由基也是一种化合物,①通过从分子中盗取电子来伤害我们,因为这可能破坏细胞中的结构,包括DNA。自由基甚至可能

---

① 事实上,自由基是指化合物的分子在光、热等外界条件下,共价键发生均裂而形成的具有不成对电子的原子或基团。为了便于说明,作者在此做了简化。——编者注

导致癌症，取决于哪些分子被损坏以及损坏的方式。抗氧化剂将电子"赋予"自由基——这样自由基就不会从我们的细胞中夺取电子了，从而起到保护我们的作用。

不过，抗氧化剂的组成差异很大，不同的抗氧化剂在身体不同部位起的作用也不同。维生素 C 和维生素 E 都是抗氧化剂，但前者是水溶性的，可预防维生素 C 缺乏症，而后者是脂溶性的，有助于保护细胞膜。更重要的是，几乎没有证据表明，摄入额外的抗氧化剂能够显著地改善我们的健康状况。例如，有关维生素 E 改善健康的各种研究结果好坏参半。而关于 β-胡萝卜素（另一种抗氧化剂）的研究表明，它对预防心脏病或癌症没有效果。还有很多针对各种抗氧化剂混合物的研究，结果发现它们也不能帮助女性预防心血管事件，或是帮助男性和女性预防癌症、心脏病或死亡。

所有这些研究涉及的抗氧化剂，可能都比我们从有机食物中获得的多得多。所以我们有理由认为，如果研究中大量补充抗氧化剂对受试者的健康没有影响，那么吃有机食品也不会对普通消费者产生影响。

如果一项新的系统性回顾在判断所涉研究的质量上，没有之前的系统性回顾那么严谨，我们就应该警惕它所说的任何好处。当然，之前的研究人员完全有可能犯错，错过了重要的研究，但在这个案例中似乎并非如此。《英国营养学杂

志》那项新发表的文章涵盖的研究多于《内科学年鉴》那篇
文章,但只是通过纳入方法论水平较低的研究做到这一点。
在我看来,这并不是一个卖点。即使你认为这不是问题,也
不能忽视这样一个事实:《英国营养学杂志》的那项研究所
发现的有机食品和非有机食品之间的差异虽然具有统计学意
义,但在实际营养或安全方面并没有真正的差异。常规种植
的食物确实含有较少的抗氧化剂,并含有一定量的但没有达
到不安全级别的农药,但这并不能证明它们不健康。

　　还有一个原因,使我更倾向于支持《内科学年鉴》而非
《英国营养学杂志》的那项研究。前者显然是在没有外部资
金支持的情况下完成的,而后者花费了42.9万美元,由一家
"支持有机农业研究"的慈善机构资助。①我并不是说这种潜
在的利益冲突影响了这项研究,但至少应该承认在衡量这两
项研究时我们会发现这样的冲突。

　　这些问题或是那些与大众媒体铺天盖地报道的研究不相
符的结论,并没有得到足够的关注。例如,《英国营养学杂
志》的那项研究发现,有机作物的蛋白质含量比常规作物低
得多,但新闻鲜有报道。与抗氧化剂不同,蛋白质可是一种

---

①　要强调的是,用42.9万美元做一项系统性回顾研究可是大手笔了。
　　我不知道还有哪项系统性回顾研究用了这么多钱。

实实在在的营养物质。如果有机食品实际上可能含有较少的蛋白质，那我们需要进一步研究。不过，这种细微差别往往会在转述中丢失。

过度简化在非黑即白的比较中并不罕见，有机食品和非有机食品之间的比较也是如此。但是，我们应当重新考虑最初对两者的重视程度了。

是时候改变范式了

有机食品与非有机食品的争论不仅基于两者之间站不住脚的区别，它给我们的选择也不是最理想的。

除了有机食品表面上看来营养含量更高和污染物水平更低之外，我们再看看人们支持有机食品的其他原因。除健康影响之外，人们所说的购买有机食品的一个重要原因是有机农业对环境更好，因为它比传统农业使用的农药更少。然而，一件事必然会导致另一件事吗？

虽然环境影响超出了本书的范围，但完全可以把本章介绍的关于研究的原则用于其他科学问题，当然也包括这个问题。当你这样做时，对于一种食品的生产方式是不是比另一种食品的生产方式更好，你可能很难得出明确的结论。例如，我读到的关于这个问题最好的总结之一回顾了大量的研究和数据,很有说服力地指出:传统农场在减少侵蚀方面占有优势,而且比有机农场的食品产量高。相比之下,有机农场用的肥料和除草剂更少,土壤更肥沃,使用的能源更少,固碳作用也更好(这对于关心全球变暖的人来说非常重要)。有机农产品也会给农民带来更大的利益。如果你认为环境和自己的健康同等重要,那么我支持你深入研究一下,自己做出判断。

　　无论你对环境卫生还是人类健康更感兴趣,都要记住有机种植的食物并不意味着完全不含农药。比如,美国政府的标准确实允许种植有机作物时使用农药,法规管控的只是使用的农药种类,而不是具体剂量。我们现有的有限数据显示,农民使用有机农药时比传统农药随意,至少有时候是这样。

　　我们一般根据开发方式,而非安全程度来定义有机农药。鱼藤酮是其中最知名的一种,它可以用来杀死昆虫和其他害虫。鱼藤酮天然存在于植物的某些种子、茎和根中,可以抑制食叶毛虫等的侵害。我要说明一点,鱼藤酮是通过杀死这些生物来抑制虫害的。它不仅对害虫有效,而且对甲虫、蜘蛛、蠕虫、鱼甚至哺乳动物等各种生物都有效。(不过,我们通常不会用鱼藤酮对付哺乳动物,因为需要的剂量相当大,而这对于我们来说可能是危险的。)鱼藤酮很有效,加之在阳光下很快就会分解，需要很大剂量才会让人死亡，因此颇受欢迎。但是，正如许多其他杀虫剂一样，有些对大鼠的研究表明足够大剂量的鱼藤酮对哺乳动物可能构成危险（在这项研究中，它使大鼠罹患帕金森病）。美国食品药品监督管理局已经规定了鱼藤酮的安全使用上限。这很重要，因为你在很多有机食品中可能都会发现少量鱼藤酮以及其他有机农药。

我说这些的目的，并不是让你对鱼藤酮或任何其他有机农药产生恐慌。与常规作物中残留的合成农药相比，你不会因为有机食品中的鱼藤酮而更容易受到伤害。相反，我之所以提到鱼藤酮，是因为在权衡所有选择的利弊时（无论是食物还是其他方面），你都应该保持一致。如果因为动物研究证明高剂量的传统农药是有害的（事实确实如此），你也不相信美国政府为这些化学品设定的安全水平，所以你认为传统农药很危险，那么你应该对有机农药抱持同样的担忧。对于环境的利弊也是一样。如果你的目标是改善环境并减少农业造成的损害，想必你会想使用所有可用的工具，既包括常规的也包括有机的。遗憾的是，我们似乎生活在一个非此即彼的世界中。

基于现有的证据，这两种食物都很让我放心。但是，如果你不同意我的看法，而且你真的想吃那些在种植时肥料和除草剂使用较少的食物,那么转基因食物可能最合适,因为转基因食物可以被设计成需要更少的肥料和除草剂的品种。当然,这也是许多种植有机作物的农民的禁区。

尽管"有机认证"的名号有一定的积极作用,但我发现标签本身并没有什么帮助。比如,我愿意承认经认证的有机畜产品有一个好处——饲料不含抗生素。这意味着有机畜肉中会产生较少的耐药细菌菌株。(抗生素在动物饲养中的广泛使用显然导致了耐药细菌的发展,"广泛"一词实际上可能有点儿轻描淡写了。根据美国食品药品监督管理局的估计,在美国售出的供肉动物身上使用的抗生素比卖给人的抗生素还多。)

如果农民们想要进一步了解他们饲养动物时使用的抗生素,那么我举双手赞成。但是他们不必因此改为饲养有机认证的家畜。

底线

世界各地生产、销售和消费的绝大多数食品都是非有机食品。在美国,所售食品中只有约4%的有机食品,剩下的96%的食品是非有机食品。在欧洲的许多国家,有机食品的比例大约高出一倍,但销售额仍占比很小。

对有些人来说，无处不在的传统种植食物是一个悲剧，他们认为这对环境和人类健康而言是一场灾难。第一个担心可能还有真实的成分，但第二个担心就毫无来由了。有机食品对人体健康而言并不是必要的。

如果说有机食品有什么健康益处的话，那就是通过鼓励人们多吃水果和蔬菜、远离加工食品，从而有助于促进人们整体上的饮食健康。我们家从农场订购食品，改变了我的饮食习惯。我开始吃各种各样的新鲜全食物，它们味道很棒。这与它们的种植方式或是所标榜的"化学物质更少"无关，一切都要归功于它们的新鲜和非工业化生产方式。

如果你吃过自家花园或当地农场种植的西红柿，你在超市买的西红柿就会失去吸引力。超市里的西红柿主要是为了保鲜耐放，几乎坚不可摧；而你自己种的西红柿主要是味美，即使长得不好看可能也好吃。如果东西味道好，我们可能就会更愿吃，关于有机食品的这一点是有道理的。但凡是有助于全世界的人吃更多的健康食品、更少的不健康食品的事，我都会支持。

我从来没有说过有机食品是唯一健康的饮食方法，尤其是考虑到它们的价格以后。但是，许多有机食品的信徒没有这一顾虑。他们经常声称有机食品比传统食品更有营养，更安全。做出这样的结论只会适得其反，而且它们并不是真的。

告诉任何吃传统种植的水果和蔬菜的人,他们这样做是错的,这不仅具有严重的误导性,还有潜在危害。我很高兴,那些吃传统农产品的人也吃水果和蔬菜。如果你想多花点儿钱买有机食品,我的态度是:你是自由的,想怎么花钱就怎么花。但是当告诉别人该做什么时,我希望看到我们花更多的时间和资源让绝大多数吃得不好的人做出更好的选择,而不是让那些已经吃得很好的人做出几乎毫无意义的改变。最后,有机食品是一种奢侈品,大多数人都不会选择购买。

还记得我在第6章介绍过的诺贝尔奖得主诺曼·博洛格吗?他在职业生涯接近尾声时说,如果没有现代化肥和技术,就不可能养活世界上不断增长的人口,而且如果没有任何证据表明不用现代化肥和技术有什么好处,那么这样做只会降低其他人通过便宜又方便的方式填饱肚子的概率。他说有机食品是"荒谬的"。我认为你不需要认同他的观点,也能知道背后的潜台词:对许多人来说,常规种植的食物是天赐的礼物,而不是诅咒。

结　语

健康饮食的简单法则

我写这本书的时候，经常会与家人和朋友谈起书中的内容。他们会问我这本书传达的关键信息是什么。有时候我会回答，我希望这本书能让人们明白，他们最担心的食物并没有那么危险。有的时候我会说，我希望这本书会让人们明白：就健康而言，存在着小的相对风险与大的绝对风险之间的区别，后者才是人们真正应该担心的。

我还会回答：我希望读者明白，当提到饮食健康时，不能只考虑等式的一边。我们不能只谈某种东西的潜在危害，还需要考虑潜在的好处，因为即使危害确实存在，好处（包括生活质量方式)也往往会超过那一点点儿危害。也许我最想说的是希望读者意识到,有关饮食健康的信息,我们不能听到什么就相信什么,即使那些信息来自科学家也是如此。事实要比任何一项研究所能揭示的复杂得多。

后来我意识到,这些愿望都是一个更大、更重要的目标的一部分:鼓励人们建立一种有益于身心健康的饮食理念。说到我们吃进去的食物,问题在于某些特定的食物吃得太多,而不是偶尔享用任何一种食物。我们应该让自己享受所吃的东西,而不是整天担心。

别太担心了,这就是我希望你读完本书后领会的主要信息。

当然,告诉别人不该做什么要比告诉他们应该做什么容易。但是,食物和营养方面的书籍不可避免地要提供一些有用的指示,包括一些"该做的"和"不该做的"。

事实上,正面且准确的指示很难给出。正如我在本书中多次解释的那样,营养学建议很少有科学的支持。我已经批评过许多"专家",他们在没有任何研究支撑的情况下就告诉人们该吃什么,更有甚者在研究与他们的建议完全矛盾时还告诉人们该怎么吃。我非常谨慎,以免自己陷入同样的陷阱。

所以,我会把自己的基本生活规则列出来。这些规则我会与我的患者、朋友和家人分享，也是我作为儿科医生和卫生服务研究人员所赞同的。但是，我提前说一下，它们可能仅适用于没有代谢紊乱的健康人（比如我，至少我知道这适用于我）。

这些建议对我来说很有意义，而且对我的帮助很大，但它们没有严格的随机对照试验的科学支撑。营养学领域很少会有这样的科学支撑。好的科学是什么样的，我在本书中已经介绍过。这些规则不是金科玉律，也不应该被如此对待。没有什么特定的营养物质应该被"妖魔化"，也没有什么应该被视为灵丹妙药。

全面披露：这些规则中的大部分不是我发明的。我是通过阅读其他专家和权威机构的研究成果而制定的，其中包括我见过的最令人印象深刻的国家营养指南，即巴西国家营养指南①。此外，我还读了我的专栏文章下的几乎所有读者评论，以及看过我的视频的观众留下的几乎所有评论，其中有很多人的想法很不错。我试着把这些建议中最好的综合在一起。

在本书以及这些规则中，我一直避免把任何食物"妖魔化"。许多营养专家都会这样做，而且他们可能是对的，但

---

① 说真的，你应该自己去看看，这份指南真的很棒。

就现在而言我觉得还没有定论。[1]因此，我不会告诉你完全避开某类食物。我的经验告诉我，彻底禁食某种东西很少有用，虽然有逸事支持这种做法。我想你会发现根据我在这里制定的规则，许多饮食方法都将奏效。它们更灵活，因此我希望比别人列的规则更合理。这些规则还旨在让你更清楚自己在吃什么。现在，吃东西太容易超出我们原本的打算或是我们真正的需求，特别是当我们在外面吃饭的时候。

健康饮食之阿伦法则

1. 尽可能地从各种完全未加工过的食物中获取营养。我确信，在食物方面我们遇到的最大的问题之一就是加工。因为加工，我们太容易把东西填进肚子。喝杯果汁比吃个苹果容易得多，从面包或意大利面中获取碳水化合物也比从面粉中获取容易得多。包装食品意在简单快捷，从健康的角度来看，这正是它们的问题。

在市场买东西时，要买那些未经烹煮、预加工或以任

---

[1]　最近出版的很多书中都将碳水化合物（尤其是糖）看作应该担心的主要营养成分，这让我备感震惊。不过，我还不相信科学家已经证明了这一点。除非我确信，否则我不会告诉你低碳水化合物饮食应该是每个人的选择。

何方式改变的食品，比如整个水果和蔬菜、鸡蛋，以及未掺杂其他物质的牛肉、鱼肉和禽肉。尽可能多地购买单独的食材。如果你在考虑购买某物时，必须查看包装箱侧面的标签才能知道里面有什么，那么它很可能是加工食品。

这条规则甚至适用于你可能认为未经深加工过的食物。例如，白米没有经过精加工的话就是糙米。一般来说，比起白米等精制谷物，你更应该选择糙米等全谷物食品。同样的，吃两个苹果要比喝一杯同样含有27克糖的8盎司苹果汁好。事实上，喝果汁相当于摄入了所有的热量，却失去了其中的纤维。另外，吃未经加工的全成分食材可能让你慢下来，从而不太可能吃得过饱。谈到食物，快捷不一定是吸引人的特色。

2. **少吃轻度加工食品。**我们不会什么食物都自己做，比如说，总是自己做意大利面是不太现实的。你不会自己磨面粉或榨油。没关系，加工好的这些食物真的没什么问题，但应该和未加工的食物一起食用。你可以吃，但要尽量少吃，还是要多吃完全未经加工的食物。

3. **更要少吃深加工食品。**几乎没有高质量的证据表明，适量摄入深加工食品是危险的（即便是加工程度最高的）。为了与本书的主题保持一致，我不建议你完全禁止深加工食品。黄油配加热后的面包，吃下肚后简直会让人产生在天堂的感觉。关键在于要尽量少吃深加工食品,原因还是一样——吃起来太便捷了。深加工食品包括大部分面包、薯片、饼干和麦片。即使你在家做这些东西,所用的原材料往往也是深加工过的,把它们混合到一起相当于又多了一道加工工序。当然,有许多加工食品,比如糖果和快餐,我们不会在家做,也应该少吃。正如我在前几章中指出的,食物中与最糟糕的健康结果最为相关的就是深加工肉类,但你应该对相关证据保持怀疑态度。所有这些东西你都可以吃,只是摄入的量要少于其他种类的食物。

4. 尽可能多吃家里做的饭,做饭时请遵照上面的三条原则。在家吃饭更容易避开加工过的食材。你可以完全控制所吃的东西,还可以选择自己喜欢的口味。如果吃家里做的饭,你也不太可能傻傻地塞满一肚子。

这是让我与其他食品专家产生矛盾最多的一条建议。他们声称这是"自以为高人一等的人"给出的建议,在家做饭比我想的要难得多,而且很多人都做不到。他们甚至把支持他们说法的研究摆在我的面前。我承认这是真的。做一手好菜,做健康的饭菜,是需要努力的。要想改变行为,就需要重复和实践。遗憾的是,这两者都需要时间,甚至还需要钱。我支持旨在克服所有这些障碍的政策。

几乎每个人都可以做出美味又健康的食物,只要他们用心去做。有时，我很纳闷怎么这么多人抱怨没有时间做饭，却有几个小时的时间去锻炼身体。他们得花时间去健身的地方，健完身还得洗澡、换衣服，然后回家或去上班，这使得他们没有时间和精力去自己准备饭菜。锻炼不是保持健康体重的关键，吃到肚子里的食物才是。如果这些人愿意把健身的时间分点儿给厨房，我敢打赌他们会看到更令人瞩目的结果。（不要误解我的意思：除了控制体重之外，锻炼还有很多好处。你应该多锻炼身体，但也应该保持健康的饮食习惯。）

5. 根据需要使用盐和动植物油，包括黄油。盐和油等调料不是我们的敌人，它们往往是美味的必要添加剂。小时候，我认为布鲁塞尔豆芽很难吃，但事实上如果用油和海盐烘烤一下，它们的味道棒极了。如果我的父母用这种方法烹调布鲁塞尔豆芽，我就会吃很多，而不是用其他不太健康的食物填肚子。

调料往往会让健康食品变得很美味，这一点怎么强调都不为过。我很不明白人们为什么用20种食材分10步做主菜，上菜时却把蔬菜随便晾在一边。请别这样，就算要用一些可能"坏"的原料才能让健康的食物更美味，也还是用吧。那些要你别吃黄油、盐或味精，或者吃沙拉别放酱料的人，不知道这往往会使食物很寡味。调料几乎是所有美味的关键成分。不要避之不及，但也不要过度使用。关键在于适度，按需使用，但别过量。

6. 出去吃饭时，尽量选择遵守这些规则的餐馆。我们不会每天晚上都做饭。每周五，我们家都会一起出去吃晚饭；每周六，我和妻子会单独出去吃顿晚餐。[1]但是，即使我们在外面吃饭，也会尽量选择菜单上的大部分菜品都使用未经加工的食物制作的餐馆。

如今，很多餐馆都遵守上面的第一、二、三条和第五条规则，但并非所有餐馆都这样做。它们经常会给你供应经过重度加工的面包、酱汁、汤和意大利面。所以，一定要注意你点的东西，即使是在外面吃饭也要遵守第一、二、三条规则。你知道烤土豆里有什么，但你不知道土豆蛋奶酥外面包裹的酱汁里有什么。有一点加工食品没关系，但尽量保持在最低限度。

7. 喝的以水为主，但喝点儿酒、咖啡或其他饮料也没问题。水是我们必须喝的液体，这毫无疑问。水是地球上几乎所有哺乳动物的首选饮品，但这并不意味着我们不能偶尔喝点儿其他饮料。正如我在本书中反复说的，对于任何食

---

[1] 我是认真的。周六晚上我们两个大人的晚餐在卡罗尔家相当于假期一样。我觉得这是婚姻幸福的关键，如果有一天我要写本关于健康爱情关系的书，这将是重要的一条。

物——包括酒精和咖啡在内，不管它是预防还是导致癌症，你都可以找到相关的研究。多数证据支持我们适量饮用不完全是水的大部分饮料。即使不考虑生活质量，你也很容易提出这样的论点（就像我在本书中所说的一样）：我们偶尔喝一点儿这些饮品的好处大于危害。

8. 对待所有含热量的饮料，都应该像对待酒一样。与第七条相反的是，你不能忽视饮料中含有什么。这条规则适用于每一种含热量的饮品，包括牛奶在内。液体营养物质很容易摄入，所以最后我们往往摄入得太多。适量饮用含热量的饮料没问题，但要保持最低限度。你可以因为喜欢而喝饮料，但不应该像需要它们那样饮用。

9. 尽可能多地与其他人一起吃饭，尤其是你关心的人。如果这些规则中，你只记住了一条，我希望就是这条。每当我看到或听到有什么让我们对食物避之不及，让吃饭变成一件悲惨的事，或者有人极力推荐一种据称"对你有益"实则令人不快的饮食时，我就会很生气。这种建议使得与他人一起吃饭变得很困难，真是滑稽。自古以来，一起吃饭就是一种团体的仪式，象征着成员之间相互关心。一起用餐是我们庆祝和哀悼的方式，也是我们坠入爱河的途径。我们怎么能让别人拒绝这种基本的乐趣呢？

我几乎总是在办公桌旁吃午餐，这很可悲，我不喜欢这样。但是，我每天下午5点准时离开办公室，因为我每晚都会和家人一起吃饭，这是我一天当中最重要的事。我外出时几乎从来不占用周末，因为失去与家人和朋友吃饭的机会几乎是不可想象的。

艾梅和我不是特别喜欢花钱的人，但是在吃的方面这一点并不适用。旅行的时候，尤其是和朋友一起旅行时，对于我们来说最重要的事就是计划去哪里吃饭。我去过很多美国最好的餐馆，但我也喜欢只有当地人知道的那些路边摊。无论如何，我都喜欢尝试新的食物，总是和我关心的人一起尝试。我可以毫不犹豫地快速说出我吃过的最重要的5顿饭，包括当时发生了什么，以及我是和谁一起吃的。陪伴是健康饮食的基石。

除了营养以外，与他人一起吃饭还有很多好处。它会提高你做饭的可能性，也会让你吃饭的速度变慢，还会让你开心。照我说的做吧！

―――――――――――― 底线 ――――――――――――

在我们有孩子前，家里没有我和艾梅的照片，原因是当时我们对自己的体重或是整体健康状况并不自信。艾梅开玩笑说，在生雅各布之前，照片上的她仿佛是"把艾梅吃掉的女人"。我的照片更难用开玩笑的方式来描述，当时我没有照顾好自己。

现在我们俩都变瘦了，也更健康了。人们经常问我们是怎么减肥的，事实是世上没有灵丹妙药。相反，事实证明只要按照我列出的规则做，就会很有效，对我们俩来说也是可持续的。

我尝试过各种饮食减肥法。有些注重"低脂肪"，有些要计算热量。最近，我一直在试验一项低碳水化合物饮食计划。但我发现，我遵循过的最有效的饮食方法比所有这些都更微妙。那是我们家从两个人变成三个、四个，然后是五个人的时候，艾梅做饭的次数越来越多，而且并非巧合，我们吃的蔬菜越来越多、意大利面和面包越来越少，我们也更注意通过饮料以及固体食物摄入的热量。

几年前，有一个假期我坐在犹太教堂里，我们的拉比做了一次有关犹太食品规定的布道。那些规定十分复杂，而且当初制定规则的时候人们的饮食习惯与今天截然不同。食品安全在当时是一个很重要的问题。例如，乳制品容易变质，需要与肉分开放置。但是，我们的拉比并没有着重强调这条规则或那条规则的重要性，而是强调那些规则鼓励我们注意自己在吃什么的方式。毕竟，人如其食。

这并不是说我们应该去评判他人的饮食。我最亲密的一个朋友像躲避瘟疫一样避开碳水化合物，并取得了显著的效果。我还有一个好朋友是鱼素者——除了鱼以外什么肉都不吃，坚持了一年，而且对此很满意。相比之下，我并没有坚决不吃哪类食物。事实上，我的饮食习惯每年都会有很大的改变。

总的来说，我发现不可能告诉别人他或她应该吃多少东西。每个人都有不同的需求，我们应该听从自己身体的指令，这样我们才能知道什么时候该吃，什么时候该停。

另外，人们也有各种各样的饮食问题。有些人就连摄入极少量的某种营养素，都可能产生严重的问题；还有些人可能由于过敏或敏感而对特定食物不耐受。就个人而言，很可能需要通过试验找到真正适合你的饮食。但是，我在这里列出的规则应该适用于很多你可以尽情享用的食物。至少，我希望如此。

与所有其他规则一样，我的这些规则有时也会被打破。当我们全家出去度假时，我想吃什么就吃什么。我在高级餐厅用餐时，会吃主厨推荐的菜品。在感恩节，所有规则都不算数（我喜欢吃馅饼）。在这样的特殊场合，就给自己一个放纵的机会。一年当中余下的时间才最重要，而不是这几次放纵的时候。

如果我不提醒你在做任何饮食方面的重大改变之前应该

和医生谈谈，那我就太疏忽大意了。你需要知道自己的健康风险，才能找出最适合自己的饮食方式。不过，当你和医生谈话或思考关于食物的问题时，我希望你有批判性，敢于提出问题，以及要求对方拿出证据证明他们的建议。

吃是生活中最大的乐趣之一。不要让人用错误的信息或伪科学剥夺了你享受健康美食的乐趣。如果他们告诉你，你需要彻底改变饮食习惯，或者你完全不能吃这种或那种食物，一定要持怀疑态度，几乎可以肯定事实并非如此。你可以吃自己喜欢的食物，同时保持健康长寿。就让这本书做你的指南吧。

致　谢

　　首先，我要感谢我已经工作了14年的印第安纳大学医学院。如果你在我来印第安纳州之前告诉我，我会住在中西部，那我肯定会大笑的。如果你告诉我，我会在这里待10年以上，我可能会哭出来。但是，现在印第安纳已经成为我的家，这在很大程度上是因为我有着世界上最好的工作。除了允许我做自己喜欢的研究和教学以外，我的很多上级都为我提供了做其他事情（比如写作）的空间，而这些事情通常需要请假——甚至是长假。我十分感谢他们对我一直以来的支持，以及对我工作方面的信任。

　　我还要特别提到两位工作人员：凯特·科皮奇和珍·布登包姆。凯特是我多年的助手，也是少数几个从不害怕告诉我真相的人。珍做我的得力助手已经超过10年了，也是最不可缺少的得力干将。

我还要感谢《纽约时报》数据新闻专栏"结局"（*The Upshot*）的所有同事。编辑戴蒙·达林、劳拉·张、凯文·奎利、阿曼达·考克斯和戴维·伦哈特协助我写了很多专栏文章，它们为本书奠定了坚实的基础，让阅读过程更令人愉悦。玛戈·桑格–卡茨也为许多专栏文章提供了颇有价值的反馈和想法。

如果不是因为博客"偶然的经济学家"，我可能不会有从事写作的机会。当我开始撰写有关卫生政策和研究的博文时，我想关注者可能也就几十个人。它今天的规模简直令人难以置信。如果我的疯狂写作之旅没有奥斯汀·弗拉克特一直以来的陪伴，这一切就都不可能实现。我还要感谢阿德里安娜·麦金太尔和尼古拉斯·巴格利，感谢他们读了本书的写作计划，并助力我们的博客成为全球浏览量最高的卫生政策网站之一。

2009年，我作为嘉宾上了美国天狼星XM卫星广播公司的节目《和皮特·多米尼克一起站起来》（*Stand Up! with Pete Dominick*），它很快成为一周一期的节目。很多年过去了，皮特现在是我最好的朋友和最坚定的支持者之一。他最先鼓励我开始写博客文章，也是相信我能够有更多产出的人之一。我一直都很感激他。

还有一件事改变了我的世界，那就是YouTube（视频网站）的医疗鉴别分类频道（*Healthcare Triage*）。本书中的许多章节都源自这个节目，主持这个节目是我一生中最快乐的事之一。我永远感激斯坦·马勒和马克·奥尔森，他们对我的工作做出的贡献不可估量。

没有约翰·格林，这个节目是不可能问世的，他的支持和友情也是本书出版的关键。约翰和他的妻子萨拉·乌里斯特·格林是我们的好朋友。我会永远感谢那个偶然出现的推特用户，是他在约翰拍了一个关于美国医疗保健成本为何如此之高的视频（视频中使用了大量我为了写博客所做的研究）后把我们联系起来。我当初觉得这本书是写不成的，但在约翰的不断推动下，这本书得以顺利出版。他把我介绍给了我现在的经纪人约迪·雷默，没有约迪，这本书同样不能问世。她真诚周到的建议塑造了整本书，这本书最终的形式在很大程度上离不开她的技巧和智慧。

说到这一点，我还要感谢编辑亚历克斯·利特菲尔德和他的助理皮拉尔·加西亚–布朗，没有他们的帮助，这本书不会呈现出现在这样的水平。在我的职业生涯中，我了解到伟大的作品源自伟大的编辑，这本书要大大归功于他们的工作。

　　我还要感谢我的朋友们,他们一如既往地相信我的才能,就像家人一样。托德·莫尔、琳达·莫尔和他们的孩子亚历克西斯、特莎和贝拉是我们在印第安纳波利斯的第一批真正的朋友,我们的友谊已经持续了很多年。我们认识吉姆·弗莱舍、阿里·弗莱舍和他们的孩子伊桑、斯潘塞和马迪的时间晚一些,但我们的关系也非常好。正是因为他们一家,我们每年前往密歇根州的旅行从一件我要忍受的事变成了我的期待。戴维·巴雷特和杰姬·巴雷特夫妇、格雷格·莫勒和梅根·莫勒夫妇也和我们一起经历了多次特别棒的用餐体验,在食物和葡萄酒方面,他们总是有东西可以教我。戴维和格雷格总是容忍我的白眼,托德会用伪科学激怒我,而吉姆是我说笑话时的忠实听众。知你所想而且让你感觉自己很有才华的朋友是不可或缺的。

　　还有一小群人值得一提,那就是和我打游戏的人,有泰森、库尔特、蒂姆、亚当、查德、本、海登、斯坦·马勒,还有我的两个儿子。和他们见面,是我一周最开心的事之一。此外,没有什么人比他们更善于发现蹩脚的研究,从而引起我的注意。

　　我的父母斯坦·卡罗尔和谢利·卡罗尔一直认为,没有什么是我做不到的,即使有时我可能会怀疑自己。我的岳父迈克尔·舒曼和岳母莎伦·舒曼也是一样。我也离不开我的兄弟姐妹和他们家人的爱和支持。

不过，我要特别感谢我的哥哥戴维。他是唯一我几乎每天都会与之通话的人。他对我的支持是无价的。1994年夏天，我们曾一起驱车行驶了 8 500 英里①。他是这个世界上我唯一能一起做这件事的人。

最后，当然也是最重要的，我要谈谈我的家庭。我以前一直知道我会爱我的孩子，但我从来没有想到我会有三个小家伙，也没想到我会这么喜欢他们。和我一起生活并不总是件容易的事，但他们做得很好。他们容忍我的缺点，在我沮丧时为我打气。令我印象最深的是，他们从来不会对一款游戏说不，尤其是很早以前就发布的《马里奥聚会》。当我在近20年前买这款游戏的时候，我从未想到有一天会有人一有机会就陪我玩这款游戏。雅各布比我厉害，诺厄是我的偶像，悉妮简直撼动了我的世界，希望她永远都不放开我的手。我非常非常爱他们（甚至包括悉妮那只毛茸茸的小仓鼠吉兹莫·芙拉菲）。

然后就是艾梅了，我不知道从哪儿说起。言语已经无法表达我对她的感激之情。我今天所有的成就，都是因为她把其他一切都安排得井井有条。她是我认识的最有条理、效率

---

① 1英里≈1.6千米。——编者注

最高、最有爱心的人。因为她,我们的孩子才如此优秀。因为她,我才有今天的模样。因为她,我才有了朋友、社交生活和新的体验。我对她的爱难以用言语表达。如果过去20年里我做了什么你喜欢的事,那么你一定要感谢艾梅,一切都是因为她。

　　我希望她可以知道。

参考文献

引 言

1. A. E. Carroll, M. M. Garrison, and D. A. Christakis, "A Systematic Review of Nonpharmacological and Nonsurgical Therapies for Gastroesophageal Reflux in Infants," *Archives of Pediatrics & Adolescent Medicine* 156, no. 2 (2002):109–13.

2. S. K. Raatz, L. K. Johnson, and M. J. Picklo, "Consumption of Honey, Sucrose, and High-Fructose Corn Syrup Produces Similar Metabolic Effects in Glucose-Tolerant and -Intolerant Individuals," *Journal of Nutrition* 145, no. 10 (2015): 2265–72.

3. N. Wiebe, R. Padwal, C. Field, S. Marks, R. Jacobs, and M. Tonelli, "A Systematic Review on the Effect of Sweeteners on Glycemic Response and Clinically Relevant Outcomes," *BMC Medicine* 9 (2011): 123.

4. V. L. Choo and J. L. Sievenpiper, "The Ecologic Validity of Fructose Feeding Trials: Supraphysiological Feeding of Fructose in Human Trials Requires Careful Consideration When Drawing Conclusions on Cardiometabolic Risk," *Frontiers in Nutrition* 2 (2015): 12.

5. O. Turpeinin, M. Pekkarinen, M. Miettinen, R. Elosuo, and E. Paavilainen, "Dietary Prevention of Coronary Heart Disease: The Finnish Mental Hospital Study," *International Journal of Epidemiology* 8, no. 2 (1979): 99–118.

6. Mark Ware, *The STM Report: An Overview of Scientific and Scholarly Journal Publishing,* 4th ed. (The Hague: International Association of Scientific, Technical

and Medical Publishers, 2015), 6, http://www.stm-assoc.org/2015_02_20_STM_ Report_2015.pdf.

7. M. Song, T. T. Fung, F. B. Hu, W. C. Willett, V. D. Longo, A. T. Chan, et al., "Association of Animal and Plant Protein Intake with All-Cause and Cause-Specific Mortality," *JAMA Internal Medicine* 176, no. 10 (2016): 1453–63.

8. K.S.D. Kothapalli, K. Ye, M. S. Gadgil, S. E. Carlson, K. O. O'Brien, J. Y. Zhang, et al., "Positive Selection on a Regulatory Insertion-Deletion Polymorphism in FADS2 Influences Apparent Endogenous Synthesis of Arachidonic Acid," *Molecular Biology and Evolution* 33, no. 7 (2016): 1726–39.

9. J. D. Schoenfeld and J. P. Ioannidis, "Is Everything We Eat Associated with Cancer? A Systematic Cookbook Review," *American Journal of Clinical Nutrition* 97, no. 1 (2013): 127–34.

第 1 章　黄油

1. D. Mozaffarian, M. B. Katan, A. Ascherio, M. J. Stampfer, and W. C. Willett, "Trans Fatty Acids and Cardiovascular Disease," *New England Journal of Medicine* 354, no. 15 (2006): 1601–13.

2. Food and Drug Administration, "Food Labeling: Trans Fatty Acids in Nutrition Labeling, Nutrient Content Claims, and Health Claims," 68 Fed. Reg. 41433–41506 (July 11, 2003), https://www.fda.gov/ohrms/dockets/98fr/03-17525.htm.

3. M. E. Levine, J. A. Suarez, S. Brandhorst, P. Balasubramanian, C. W. Cheng, F. Madia, et al., "Low Protein Intake Is Associated with a Major Reduction in IGF-1, Cancer, and Overall Mortality in the 65 and Younger but Not Older Population," *Cell Metabolism* 19, no. 3 (2014): 407–17.

4. J. T. Cohen, D. C. Bellinger, and B. A. Shaywitz, "A Quantitative Analysis of Prenatal Methyl Mercury Exposure and Cognitive Development," *American Journal of Preventive Medicine* 29, no. 4 (2005): 353–65.

5. E. Oken, R. O. Wright, K. P. Kleinman, D. Bellinger, C. J. Amarasiriwardena, H. Hu, et al., "Maternal Fish Consumption, Hair Mercury, and Infant Cognition in a U.S. Cohort," *Environmental Health Perspectives* 113, no. 10 (2005): 1376–80.

6. C. E. Ramsden, D. Zamora, S. Majchrzak-Hong, K. R. Faurot, S. K. Broste, R. P. Frantz, et al., "Re-evaluation of the Traditional Diet-Heart Hypothesis: Analysis of Recovered Data from Minnesota Coronary Experiment (1968–73)," *BMJ* 353 (2016): i1246.

7. C. E. Ramsden, D. Zamora, B. Leelarthaepin, S. F. Majchrzak-Hong, K. R. Faurot, C. M. Suchindran, et al., "Use of Dietary Linoleic Acid for Secondary Prevention of Coronary Heart Disease and Death: Evaluation of Recovered Data from the Sydney Diet Heart Study and Updated Meta-analysis," *BMJ* 346 (2013): e8707.

8. Ramsden et al., "Re-evaluation of the Traditional Diet-Heart Hypothesis."

9. D. Mozaffarian, R. Micha, and S. Wallace, "Effects on Coronary Heart Disease of Increasing Polyunsaturated Fat in Place of Saturated Fat: A Systematic Review and Meta-analysis of Randomized Controlled Trials," *PLOS Medicine* 7, no. 3 (2010): e1000252.

10. L. Hooper, N. Martin, A. Abdelhamid, and G. Davey Smith, "Reduction in Saturated Fat Intake for Cardiovascular Disease," *Cochrane Database of Systematic Reviews,* no. 6 (2015).

11. R. Chowdhury, S. Warnakula, S. Kunutsor, F. Crowe, H. A. Ward, L. Johnson, et al., "Association of Dietary, Circulating, and Supplement Fatty Acids with Coronary Risk: A Systematic Review and Metaanalysis," *Annals of Internal Medicine* 160, no. 6 (2014): 398–406.

12. "Ancel Keys," The Seven Countries Study, 2016, http://www.sevencountriesstudy.com/about-the-study/investigators/ancel-keys/.

13. F. Song, L. Hooper, and Y. K. Loke, "Publication Bias: What Is It? How Do We Measure It? How Do We Avoid It?," *Open Access Journal of Clinical Trials* 5 (2013): 71–81.

14. F. Song, S. Parekh, L. Hooper, Y. K. Loke, and J. Ryder, "Dissemination and Publication of Research Findings: An Updated Review of Related Biases," *Health Technology Assessment* 14, no. 8 (2010): 234.

15. A. E. Carroll, C. M. Sox, B. A. Tarini, S. Ringold, and D. A. Christakis, "Does Presentation Format at the Pediatric Academic Societies' Annual Meeting Predict Subsequent Publication?," *Pediatrics* 112, no. 6 (2003): 1238.

16. D. K. Tobias, M. Chen, J. E. Manson, D. S. Ludwig, W. Willett, and F. B. Hu, "Effect of Low-Fat Diet Interventions Versus Other Diet Interventions on Long-Term Weight Change in Adults: A Systematic Review and Meta-analysis," *Lancet Diabetes & Endocrinology* 3, no. 12 (2015):968–79.

17. I. Shai, D. Schwarzfuchs, Y. Henkin, D. R. Shahar, S. Witkow, I. Greenberg, et al., "Weight Loss with a Low-Carbohydrate, Mediterranean, or Low-Fat Diet," *New England Journal of Medicine* 359, no. 3 (2008): 229–41.

18. A. I. Eidelman, R. J. Schanler, M. Johnston, S. Landers, L. Noble, K. Szucs, et al., "Breastfeeding and the Use of Human Milk," *Pediatrics* 129, no. 3 (2012): e827–41.

19. Institute of Medicine, Committee on Obesity Prevention Policies for Young Children, *Early Childhood Obesity Prevention Policies,* ed. L. L. Birch, A. C. Burns, and L. Parker (Washington, DC: National Academies Press, 2011), xii.

20. "Exclusive Breastfeeding," World Health Organization, http://www.who.int/nutrition/

topics/exclusive_breastfeeding/en/.

21. "All About the Dairy Group," ChooseMyPlate.gov, https://www.choosemyplate.gov/dairy.

22. Loren Cordain, "Dairy: Milking It for All It's Worth," The Paleo Diet, http://thepaleodiet.com/dairy-milking-worth/.

23. A. Curry, "Archaeology: The Milk Revolution," *Nature* 500, no. 7460 (2013): 20–22.

24. H. A. Bischoff-Ferrari, B. Dawson-Hughes, J. A. Baron, J. A. Kanis, E. J. Orav, H. B. Staehelin, et al., "Milk Intake and Risk of Hip Fracture in Men and Women: A Meta-analysis of Prospective Cohort Studies," *Journal of Bone and Mineral Research* 26, no. 4 (2011): 833–39.

25. D. Feskanich, H. A. Bischoff-Ferrari, A. Frazier, and W. C. Willett, "Milk Consumption During Teenage Years and Risk of Hip Fractures in Older Adults," *JAMA Pediatrics* 168, no. 1 (2014): 54–60.

26. K. Michaëlsson, A. Wolk, S. Langenskiöld, S. Basu, E. Warensjö Lemming, H. Melhus, et al., "Milk Intake and Risk of Mortality and Fractures in Women and Men: Cohort Studies," *BMJ* 349 (2014): g6015.

27. H. A. Bischoff-Ferrari, B. Dawson-Hughes, J. A. Baron, P. Burckhardt, R. Li, D. Spiegelman, et al., "Calcium Intake and Hip Fracture Risk in Men and Women: A Meta-analysis of Prospective Cohort Studies and Randomized Controlled Trials," *American Journal of Clinical Nutrition* 86, no. 6 (2007): 1780–90.

28. I. R. Reid, M. J. Bolland, and A. Grey, "Effects of Vitamin D Supplements on Bone Mineral Density: A Systematic Review and Metaanalysis," *Lancet* 383, no. 9912 (2014): 146–55.

29. Michael Moss, "While Warning About Fat, U.S. Pushes Cheese Sales," *New York Times,* November 6, 2010, http://www.nytimes.com/2010/11/07/us/07fat.html.

30. D. Gao, N. Ning, C. Wang, Y. Wang, Q. Li, Z. Meng, et al., "Dairy Products Consumption and Risk of Type 2 Diabetes: Systematic Review and Dose-Response Meta-analysis," *PLOS ONE* 8, no. 9 (2013): e73965.

31. P. C. Elwood, J. E. Pickering, D. I. Givens, and J. E. Gallacher, "The Consumption of Milk and Dairy Foods and the Incidence of Vascular Disease and Diabetes: An Overview of the Evidence," *Lipids* 45, no. 10 (2010): 925–39.

32. K. J. Murphy, G. E. Crichton, K. A. Dyer, A. M. Coates, T. L. Pettman, C. Milte, et al., "Dairy Foods and Dairy Protein Consumption Is Inversely Related to Markers of Adiposity in Obese Men and Women," *Nutrients* 5, no. 11 (2013): 4665–84.

33. P. C. Elwood, D. I. Givens, A. D. Beswick, A. M. Fehily, J. E. Pickering, and J. Gallacher, "The Survival Advantage of Milk and Dairy Consumption: An Overview of

Evidence from Cohort Studies of Vascular Diseases, Diabetes and Cancer,"*Journal of the American College of Nutrition* 27, no. 6 (2008): 723s–34s.

34. "Scientific Report of the 2015 Dietary Guidelines Advisory Committee," part D, chapter 6 (U.S. Department of Agriculture and U.S. Department of Health and Human Services, first print, February 2015), https://health.gov/dietaryguidelines/2015-scientific-report/11-chapter-6/.

第 2 章　肉类

1. M. Kushi with A. Jack, *The Cancer Prevention Diet: Michio Kushi's Nutritional Blueprint for the Prevention and Relief of Disease,* 1st ed. (New York: St. Martin's Press, 1983).

2. U.S. Department of Agriculture, *Agriculture Fact Book* (Washington, DC: Government Printing Office, 2003), 15.

3. D. Ornish, "The Myth of High-Protein Diets," *New York Times,* March 23, 2015, https://www.nytimes.com/2015/03/23/opinion/themyth-of-high-protein-diets.html.

4. M. E. Levine, J. A. Suarez, S. Brandhorst, P. Balasubramanian, C. W. Cheng, F. Madia, et al., "Low Protein Intake Is Associated with a Major Reduction in IGF-1, Cancer, and Overall Mortality in the 65 and Younger but Not Older Population," *Cell Metabolism* 19, no. 3 (2014): 407–17.

5. U.S. Department of Health and Human Services and U.S. Department of Agriculture, *2015–2020 Dietary Guidelines for Americans,* 8th ed. (December 2015), https://health.gov/dietaryguidelines/2015/guidelines/.

6. J. T. Cohen, D. C. Bellinger, and B. A. Shaywitz, "A Quantitative Analysis of Prenatal Methyl Mercury Exposure and Cognitive Development," *American Journal of Preventive Medicine* 29, no. 4 (2005): 353–65.

7. E. Oken, R. O. Wright, K. P. Kleinman, D. Bellinger, C. J. Amarasiriwardena, H. Hu, et al., "Maternal Fish Consumption, Hair Mercury, and Infant Cognition in a U.S. Cohort," *Environmental Health Perspectives* 113, no. 10 (2005):1376–80.

8. D. Mozaffarian and E. B. Rimm, "Fish Intake, Contaminants, and Human Health: Evaluating the Risks and the Benefits," *JAMA* 296, no. 15 (2006):1885–99.

9. G. Jiang, B. Li, X. Liao, and C. Zhong, "Poultry and Fish Intake and Risk of Esophageal Cancer: A Meta-analysis of Observational Studies," *Asia-Pacific Journal of Clinical Oncology* 12, no. 1 (2016): e82–91.

10. F. Kolahdooz, J. C. van der Pols, C. J. Bain, G. C. Marks, M. C. Hughes, D. C. Whiteman, et al., "Meat, Fish, and Ovarian Cancer Risk: Results from 2 Australian Case-Control Studies, a Systematic Review, and Meta-analysis," *American Journal of Clinical Nutrition* 91, no. 6 (2010): 1752–63.

11. B. Xu, J. Sun, Y. Sun, L. Huang, Y. Tang, and Y. Yuan, "No Evidence of Decreased Risk of Colorectal Adenomas with White Meat, Poultry, and Fish Intake: A Meta-analysis of Observational Studies," *Annals of Epidemiology* 23, no. 4 (2013): 215–22.

12. K. Esposito, C. M. Kastorini, D. B. Panagiotakos, and D. Giugliano, "Prevention of Type 2 Diabetes by Dietary Patterns: A Systematic Review of Prospective Studies and Meta-analysis," *Metabolic Syndrome and Related Disorders* 8, no. 6 (2010): 471–76.

13. R. Estruch, E. Ros, J. Salas-Salvadó, M.-I. Covas, D. Corella, F. Arós, et al., "Primary Prevention of Cardiovascular Disease with a Mediterranean Diet," *New England Journal of Medicine* 368, no. 14 (2013): 1279–90.

14. F. Marangoni, G. Corsello, C. Cricelli, N. Ferrara, A. Ghiselli, L. Lucchin, et al., "Role of Poultry Meat in a Balanced Diet Aimed at Maintaining Health and Wellbeing: An Italian Consensus Document," *Food & Nutrition Research* 59 (2015): 27606.

15. P. R. Carr, V. Walter, H. Brenner, and M. Hoffmeister, "Meat Subtypes and Their Association with Colorectal Cancer: Systematic Review and Meta-analysis," *International Journal of Cancer* 138, no. 2 (2016): 293–302.

16. Esposito et al., "Prevention of Type 2 Diabetes by Dietary Patterns."

17. M. S. Farvid, A. F. Malekshah, A. Pourshams, H. Poustchi, S. G. Sepanlou, M. Sharafkhah, et al., "Dietary Protein Sources and All-Cause and Cause-Specific Mortality: The Golestan Cohort Study in Iran," *American Journal of Preventive Medicine* 52, no. 2 (2017): 237–48.

18. J. Wu, R. Zeng, J. Huang, X. Li, J. Zhang, J. C.-M. Ho, et al., "Dietary Protein Sources and Incidence of Breast Cancer: A Dose-Response Metaanalysis of Prospective Studies," *Nutrients* 8, no. 11 (2016): 730.

19. K. M. Wilson, L. A. Mucci, B. F. Drake, M. A. Preston, M. J. Stampfer, E. Giovannucci, et al., "Meat, Fish, Poultry, and Egg Intake at Diagnosis and Risk of Prostate Cancer Progression," *Cancer Prevention Research* 9, no. 12 (2016): 933–41.

20. R. Sinha, A. J. Cross, B. I. Graubard, M. F. Leitzmann, and A. Schatzkin, "Meat Intake and Mortality: A Prospective Study of over Half a Million People," *Archives of Internal Medicine* 169, no. 6 (2009):562–71.

21. K. J. Murphy, R. L. Thomson, A. M. Coates, J. D. Buckley, and P.R.C. Howe, "Effects of Eating Fresh Lean Pork on Cardiometabolic Health Parameters," *Nutrients* 4, no. 7 (2012): 711–23.

22. K. J. Murphy, B. Parker, K. A. Dyer, C. R. Davis, A. Coates, J. D. Buckley, et al., "A Comparison of Regular Consumption of Fresh Lean Pork, Beef and Chicken on Body Composition: A Randomized Cross-Over Trial," *Nutrients* 6, no. 2 (2014): 682–96.

23. J. O. McArthur, N. M. Gough, P. Petocz, and S. Samman, "Inclusion of Pork Meat

in the Diets of Young Women Reduces Their Intakes of Energy-Dense, Nutrient-Poor Foods: Results from a Randomized Controlled Trial," *Nutrients* 6, no. 6 (2014): 2320–32.

24. N. Stettler, M. M. Murphy, L. M. Barraj, K. M. Smith, and R. S. Ahima, "Systematic Review of Clinical Studies Related to Pork Intake and Metabolic Syndrome or Its Components," *Diabetes, Metabolic Syndrome and Obesity: Targets and Therapy* 6 (2013): 347–57.

25. A.M.J. Gilsing, M. P. Weijenberg, L.A.E. Hughes, T. Ambergen, P. C. Dagnelie, R. A. Goldbohm, et al., "Longitudinal Changes in BMI in Older Adults Are Associated with Meat Consumption Differentially, by Type of Meat Consumed," *Journal of Nutrition* 142, no. 2 (2012): 340–49.

26. S. C. Larsson and N. Orsini, "Red Meat and Processed Meat Consumption and All-Cause Mortality: A Meta-analysis," *American Journal of Epidemiology* 179, no. 3 (2014): 282–89.

27. "Q&A on the Carcinogenicity of the Consumption of Red Meat and Processed Meat," World Health Organization, October 2015, http://www.who.int/features/qa/cancer-red-meat/en/.

28. D.S.M. Chan, R. Lau, D. Aune, R. Vieira, D. C. Greenwood, E. Kampman, et al., "Red and Processed Meat and Colorectal Cancer Incidence: Meta-analysis of Prospective Studies," *PLOS ONE* 6, no. 6 (2011): e20456.

29. E. Lanza, B. Yu, G. Murphy, P. S. Albert, B. Caan, J. R. Marshall, et al., "The Polyp Prevention Trial Continued Follow-Up Study: No Effect of a Low-Fat, High-Fiber, High-Fruit, and -Vegetable Diet on Adenoma Recurrence Eight Years After Randomization," *Cancer Epidemiology, Biomarkers & Prevention* 16, no. 9 (2007): 1745–52.

30. S. A. Beresford, K. C. Johnson, C. Ritenbaugh, N. L. Lasser, L. G. Snetselaar, H. R. Black, et al., "Low-Fat Dietary Pattern and Risk of Colorectal Cancer: The Women's Health Initiative Randomized Controlled Dietary Modification Trial," *JAMA* 295, no. 6 (2006): 643–54.

31. "Agents Classified by the *IARC Monographs,* Volumes 1–118," *IARC Monographs on the Evaluation of Carcinogenic Risks to Humans,* April 13, 2017, http://monographs.iarc.fr/ENG/Classification/.

第 3 章　鸡蛋

1. National Cholesterol Education Program, "What Is Cholesterol?," in *Third Report of the National Cholesterol Education Program (NCEP) Expert Panel on Detection, Evaluation, and Treatment of High Blood Cholesterol in Adults (Adult Treatment Panel*

III): Final Report (National Institutes of Health, National Heart, Lung, and Blood Institute, September 2002), https://www.nhlbi.nih.gov/sites/www.nhlbi.nih.gov/files/Circulation-2002-ATP-III-Final-Report-PDF-3143.pdf.

2. "Expert Panel on Integrated Guidelines for Cardiovascular Health and Risk Reduction in Children and Adolescents: Summary Report," *Pediatrics* 128, suppl. 5 (2011): S213–56.

3. T. B. Newman, M. J. Pletcher, and S. B. Hulley, "Overly Aggressive New Guidelines for Lipid Screening in Children: Evidence of a Broken Process," *Pediatrics* 130, no. 2 (2012): 349–52.

4. K. L. Herron, I. E. Lofgren, M. Sharman, J. S. Volek, and M. L. Fernandez, "High Intake of Cholesterol Results in Less Atherogenic Low-Density Lipoprotein Particles in Men and Women Independent of Response Classification," *Metabolism: Clinical and Experimental* 53, no. 6 (2004): 823–30.

5. M. L. Fernandez, "Dietary Cholesterol Provided by Eggs and Plasma Lipoproteins in Healthy Populations," *Current Opinion in Clinical Nutrition and Metabolic Care* 9, no. 1 (2006): 8–12.

6. J. D. Griffin and A. H. Lichtenstein, "Dietary Cholesterol and Plasma Lipoprotein Profiles: Randomized-Controlled Trials," *Current Nutrition Reports* 2, no. 4 (2013): 274–82.

7. J. W. Vaupel and J. D. Graham, "Egg in Your Bier?," *Public Interest* (Winter 1980): 3–17.

8. "Scientific Report of the 2015 Dietary Guidelines Advisory Committee" (U.S. Department of Agriculture and U.S. Department of Health and Human Services, first print, February 2015), https://health.gov/dietaryguidelines/2015-scientific-report/PDFs/Scientific-Report-of-the-2015-Dietary-Guidelines-Advisory-Committee.pdf.

9. U.S. Department of Health and Human Services and U.S. Department of Agriculture, *2015–2020 Dietary Guidelines for Americans,* 8th ed. (December 2015), https://health.gov/dietaryguidelines/2015/guidelines/.

10. "Salmonella and Eggs," Centers for Disease Control and Prevention, https://www.cdc.gov/features/salmonellaeggs/.

11. Paul Patterson, "Egg Quality Assurance Programs," *New York Times,* updated August 25, 2010, https://www.nytimes.com/roomfordebate/2010/8/24/why-eggs-became-a-salmonella-hazard/egg-quality-assuranceprograms.

12. B. K. Hope, R. Baker, E. D. Edel, A. T. Hogue, W. D. Schlosser, R. Whiting, et al., "An Overview of the *Salmonella enteritidis* Assessment for Shell Eggs and Egg Products," *Risk Analysis* 22, no. 2 (2002): 203–18.

第 4 章　盐

1. Institute of Medicine, Committee on Strategies to Reduce Sodium Intake, "Taste and Flavor Roles of Sodium in Foods: A Unique Challenge to Reducing Sodium Intake," in *Strategies to Reduce Sodium Intake in the United States,* ed. J. E. Henney, C. L. Taylor, and C. S. Boon (Washington, DC: National Academies Press, 2010), https://www.ncbi.nlm.nih.gov/books/NBK50958/.

2. G. MacGregor and H. E. De Wardener, *Salt, Diet and Health: Neptune's Poisoned Chalice; The Origins of High Blood Pressure* (Cambridge: Cambridge University Press, 1998), xi.

3. W. C. Roberts, "Facts and Ideas from Anywhere," editorial, *Proceedings (Baylor University Medical Center)* 14, no. 3 (2001): 314–22.

4. MacGregor and De Wardener, *Salt, Diet and Health,* xi.

5. A. Mente, M. J. O'Donnell, S. Rangarajan, M. J. McQueen, P. Poirier, A. Wielgosz, et al., "Association of Urinary Sodium and Potassium Excretion with Blood Pressure," *New England Journal of Medicine* 371, no. 7 (2014): 601–11.

6. M. O'Donnell, A. Mente, S. Rangarajan, M. J. Mc-Queen, X. Wang, L. Liu, et al., "Urinary Sodium and Potassium Excretion, Mortality, and Cardiovascular Events," *New England Journal of Medicine* 371, no. 7 (2014): 612–23.

7. Institute of Medicine, Committee on the Consequences of Sodium Reduction in the Population, *Sodium Intake in Populations: Assessment of Evidence,* ed. B. L. Strom, A. L. Yaktine, and M. Oria (Washington, DC: National Academies Press, 2013).

8. K. Stolarz-Skrzypek, T. Kuznetsova, L. Thijs, V. Tikhonoff, J. Seidlerova, T. Richart, et al., "Fatal and Nonfatal Outcomes, Incidence of Hypertension, and Blood Pressure Changes in Relation to Urinary Sodium Excretion,"*JAMA* 305, no. 17 (2011): 1777–85.

9. A. Mente, M. O'Donnell, S. Rangarajan, G. Dagenais, S. Lear, M. McQueen, et al., "Associations of Urinary Sodium Excretion with Cardiovascular Events in Individuals with and Without Hypertension: A Pooled Analysis of Data from Four Studies," *Lancet* 388, no. 10043 (2016): 465–75.

10. U.S. Department of Health and Human Services and U.S. Department of Agriculture, *2015–2020 Dietary Guidelines.*

11. Centers for Disease Control and Prevention, "Get the Facts: Sources of Sodium in Your Diet" (Atlanta, April 2016), https://www.cdc.gov/salt/pdfs/sources_of_sodium.pdf.

12. "Xtreme Eating 2016," Center for Science in the Public Interest, https://cspinet.org/eating-healthy/foods-avoid/xtreme2016.

13. M. L. Caruso and K. W. Cullen, "Quality and Cost of Student Lunches Brought from Home," *JAMA Pediatrics* 169, no. 1 (2015): 86–90.

14. A. A. Patel, N. V. Lopez, H. T. Lawless, V. Njike, M. Beleche, and D. L. Katz, "Reducing Calories, Fat, Saturated Fat, and Sodium in Restaurant Menu Items: Effects on Consumer Acceptance," *Obesity* 24 (2016): 2497–2508.

15. Mente et al., "Associations of Urinary Sodium Excretion."

16. U.S. Food and Drug Administration, "FDA Issues Draft Guidance to Food Industry for Voluntarily Reducing Sodium in Processed and Commercially Prepared Food," press release, June 1, 2016.

第5章 麸质

1. A. Sapone, J. C. Bai, C. Ciacci, J. Dolinsek, P. H. Green, M. Hadjivassiliou, et al., "Spectrum of Gluten-Related Disorders: Consensus on New Nomenclature and Classification," *BMC Medicine* 10, no. 1 (2012): 1–12.

2. B. I. Nwaru, L. Hickstein, S. S. Panesar, G. Roberts, A. Muraro, and A. Sheikh, "Prevalence of Common Food Allergies in Europe: A Systematic Review and Metaanalysis," *Allergy* 69, no. 8 (2014): 992–1007

3. A. J. Lee, M. Thalayasingam, and B. W. Lee, "Food Allergy in Asia: How Does It Compare?," *Asia Pacific Allergy* 3, no. 1 (2013): 3–14.

4. C. A. Keet, E. C. Matsui, G. Dhillon, P. Lenehan, M. Paterakis, and R. A. Wood, "The Natural History of Wheat Allergy," *Annals of Allergy, Asthma & Immunology* 102, no. 5 (2009): 410–15.

5. A. Rubio-Tapia, J. F. Ludvigsson, T. L. Brantner, J. A. Murray, and J. E. Everhart, "The Prevalence of Celiac Disease in the United States," *American Journal of Gastroenterology* 107, no. 10 (2012): 1538–44.

6. R. D. Zipser, M. Farid, D. Baisch, B. Patel, and D. Patel, "Physician Awareness of Celiac Disease," *Journal of General Internal Medicine* 20, no. 7 (2005): 644–46.

7. A. C. Ford, W. D. Chey, N. J. Talley, A. Malhotra, B. R. Spiegel, and P. Moayyedi, "Yield of Diagnostic Tests for Celiac Disease in Individuals with Symptoms Suggestive of Irritable Bowel Syndrome: Systematic Review and Meta-analysis," *Archives of Internal Medicine* 169, no. 7 (2009): 651–58.

8. M. R. Howard, A. J. Turnbull, P. Morley, P. Hollier, R. Webb, and A. Clarke, "A Prospective Study of the Prevalence of Undiagnosed Coeliac Disease in Laboratory Defined Iron and Folate Deficiency," *Journal of Clinical Pathology* 55, no. 10 (2002): 754–57.

9. S. J. Genuis and T. P. Bouchard, "Celiac Disease Presenting as Autism," *Journal of Child Neurology* 25, no. 1 (2010): 114–19.

10. U.S. Preventive Services Task Force, "Draft Recommendation Statement: Celiac Disease; Screening" (May 30, 2016), https://www.uspreventiveservicestaskforce.org/

Page/Document/draft-recommendation-statement150/celiac-disease-screening.

11. J. R. Biesiekierski, E. D. Newnham, P. M. Irving, J. S. Barrett, M. Haines, J. D. Doecke, et al., "Gluten Causes Gastrointestinal Symptoms in Subjects Without Celiac Disease: A Double-Blind Randomized Placebo-Controlled Trial," *American Journal of Gastroenterology* 106, no. 3 (2011): 508–14.

12. D. Perlmutter with K. Loberg, *Grain Brain: The Surprising Truth About Wheat, Carbs, and Sugar — Your Brain's Silent Killers* (New York: Little, Brown, 2013), x.

13. D. D. Kasarda, "Can an Increase in Celiac Disease Be Attributed to an Increase in the Gluten Content of Wheat as a Consequence of Wheat Breeding?," *Journal of Agricultural and Food Chemistry* 61, no. 6 (2013): 1155–59.

14. "Wheat's Role in the U.S. Diet," U.S. Department of Agriculture, Economic Research Service, last updated October 26, 2016, https://www.ers.usda.gov/topics/crops/wheat/wheats-role-in-the-us-diet/.

15. Stephanie Strom, "A Big Bet on Gluten-Free," Business Day, *New York Times,* February 17, 2014, https://www.nytimes.com/2014/02/18/business/food-industry-wagers-big-on-gluten-free.html.

16. J. R. Biesiekierski, S. L. Peters, E. D. Newnham, O. Rosella, J. G. Muir, and P. R. Gibson, "No Effects of Gluten in Patients with Self-Reported Non-celiac Gluten Sensitivity After Dietary Reduction of Fermentable, Poorly Absorbed, Short-Chain Carbohydrates," *Gastroenterology* 145, no. 2 (2013): 320–28.e1–3.

17. J. R. Biesiekierski, E. D. Newnham, S. J. Shepherd, J. G. Muir, and P. R. Gibson, "Characterization of Adults with a Self-Diagnosis of Nonceliac Gluten Sensitivity," *Nutrition in Clinical Practice* 29, no. 4 (2014): 504–9.

18. W. Dickey and N. Kearney, "Overweight in Celiac Disease: Prevalence, Clinical Characteristics, and Effect of a Gluten-Free Diet," *American Journal of Gastroenterology* 101, no. 10 (2006): 2356–59.

19. E. Valletta, M. Fornaro, M. Cipolli, S. Conte, F. Bissolo, and C. Danchielli, "Celiac Disease and Obesity: Need for Nutritional Follow-Up After Diagnosis," *European Journal of Clinical Nutrition* 64, no. 11 (2010): 1371–72.

20. Julie Jargon, "The Gluten-Free Craze: Is It Healthy?," *Wall Street Journal,* June 22, 2014, http://online.wsj.com/articles/how-we-eat-the-gluten-free-craze-is-it-healthy-1403491041.

21. B. Lebwohl, Y. Cao, G. Zong, F. B. Hu, P. H. R. Green, A. I. Neugut, et al., "Long Term Gluten Consumption in Adults Without Celiac Disease and Risk of Coronary Heart Disease: Prospective Cohort Study," *BMJ* 357 (2017): j1892.

22. D. Wild, G. G. Robins, V. J. Burley, and P. D. Howdle, "Evidence of High Sugar Intake,

and Low Fibre and Mineral Intake, in the Gluten-Free Diet," *Alimentary Pharmacology & Therapeutics* 32, no. 4 (2010): 573–81.

23. G. L. Petersen, N. B. Finnerup, L. Colloca, M. Amanzio, D. D. Price, T. S. Jensen, et al., "The Magnitude of Nocebo Effects in Pain: A Meta-analysis," *Pain* 155, no. 8 (2014): 1426–34.

24. H. S. Kim, K. G. Patel, E. Orosz, N. Kothari, M. F. Demyen, N. Pyrsopoulos, et al., "Time Trends in the Prevalence of Celiac Disease and Gluten-Free Diet in the US Population: Results from the National Health and Nutrition Examination Surveys 2009–2014," *JAMA Internal Medicine* 176, no. 11 (2016): 1716–17.

25. U. Volta, G. Caio, F. Tovoli, and R. De Giorgio, "Non-celiac Gluten Sensitivity: Questions Still to Be Answered Despite Increasing Awareness," *Cellular & Molecular Immunology* 10, no. 5 (2013): 383–92.

26. Nancy Shute, "Gluten Goodbye: One-Third of Americans Say They're Trying to Shun It," Eating and Health, *The Salt: What's on Your Plate,* NPR, March 9, 2013, http://www.npr.org/sections/thesalt/2013/03/09/173840841/gluten-goodbye-one-third-of-americans-say-theyre-trying-to-shun-it.

27. Jargon, "The Gluten-Free Craze."

第 6 章   转基因食品

1. P. R. Ehrlich, *The Population Bomb* (New York: Ballantine, 1968).

2. D. Biello, "Norman Borlaug: Wheat Breeder Who Averted Famine with a 'Green Revolution,' " *News Blog, Scientific American,* September 14, 2009,https://blogs.scientificamerican.com/news-blog/norman-borlaug-wheat-breederwho-av-2009-09-14/.

3. "Genetically Modified Organisms (GMOs),"*Nature News,* n.d., http://www.nature.com/scitable/spotlight/gmos-6978241.

4. J. Vidal, "Norman Borlaug: Humanitarian Hero or Menace to Society?," *Poverty Matters* (blog), *Guardian,* April 1, 2014, https://www.theguardian.com/global-development/poverty-matters/2014/apr/01/norman-borlaug-humanitarian-hero-menace-society.

5. "Recent Trends in GE Adoption," U.S. Department of Agriculture, Economic Research Service, last updated November 3, 2016, https://www.ers.usda.gov/data-products/adoption-of-genetically-engineered-crops-in-the-us/recenttrends-in-ge-adoption.aspx.

6. National Research Council and Institute of Medicine, *Safety of Genetically Engineered Foods: Approaches to Assessing Unintended Health Effects* (Washington, DC: National Academies Press, 2004).

7. European Commission, "A Decade of EU-Funded GMO Research (2001–2010)" (Luxembourg: Publication Office of the European Union, 2010).

8. Cary Funk, "5 Key Findings on What Americans and Scientists Think About Science,"

Fact Tank, Pew Research Center, January 29, 2015, http://www.pewresearch.org/fact-tank/2015/01/29/5-key-findings-science/.

9. S. Wunderlich and K. A. Gatto, "Consumer Perception of Genetically Modified Organisms and Sources of Information," *Advances in Nutrition* 6, no. 6 (2015): 842–51.

10. Dan Charles, "GMO Wheat Found in Oregon Field: How Did It Get There?," Producers, *The Salt: What's on Your Plate,* NPR, May 30, 2013, http://www.npr.org/blogs/thesalt/2013/05/30/187103955/gmo-wheat-found-in-oregonfield-howd-it-get-there.

11. A. Nicolia, A. Manzo, F. Veronesi, and D. Rosellini, "An Overview of the Last 10 Years of Genetically Engineered Crop Safety Research," *Critical Reviews in Biotechnology* 34, no. 1 (2014): 77–88.

12. Allison Aubrey, "Class-Action Suit Alleges Chipotle's GMO-Free Campaign Is Deceptive," Food for Thought, *Salt: What's on Your Plate,* NPR, September 2, 2015, http://www.npr.org/sections/thesalt/2015/09/02/436673039/class-actionsuit-alleges-chipotles-gmo-free-campaign-is-deceptive.

13. Institute of Medicine, Committee on Identifying and Assessing Unintended Effects of Genetically Engineered Foods on Human Health, *Safety of Genetically Engineered Foods: Approaches to Assessing Unintended Health Effects* (Washington, DC: National Academies Press, 2004), xvii.

14. National Academies of Sciences, Engineering, and Medicine, *Genetically Engineered Crops: Experiences and Prospects* (Washington, DC: National Academies Press, 2016).

第 7 章 酒

1. P. Boffetta and L. Garfinkel, "Alcohol Drinking and Mortality Among Men Enrolled in an American Cancer Society Prospective Study," *Epidemiology* 1, no. 5 (1990): 342–48.

2. M. Gronbaek, D. Johansen, U. Becker, H. O. Hein, P. Schnohr, G. Jensen, et al., "Changes in Alcohol Intake and Mortality: A Longitudinal Population-Based Study," *Epidemiology* 15, no. 2 (2004): 222–28.

3. R. Doll, R. Peto, E. Hall, K. Wheatley, and R. Gray, "Mortality in Relation to Consumption of Alcohol: 13 Years' Observations on Male British Doctors," *BMJ* 309, no. 6959 (1994): 911–18; M. Gronbaek, U. Becker, D. Johansen, A. Gottschau, P. Schnohr, H. O. Hein, et al., "Type of Alcohol Consumed and Mortality from All Causes, Coronary Heart Disease, and Cancer," *Annals of Internal Medicine* 133, no. 6 (2000): 411–19.

4. C. J. Holahan, K. K. Schutte, P. L. Brennan, C. K. Holahan, B. S. Moos, and R. H. Moos, "Late-Life Alcohol Consumption and 20-Year Mortality," *Alcoholism: Clinical*

and Experimental Research 34, no. 11 (2010): 1961–71.

5. K. J. Mukamal, K. M. Conigrave, M. A. Mittleman, C. A. J. Camargo, M. J. Stampfer, W. C. Willett, et al., "Roles of Drinking Pattern and Type of Alcohol Consumed in Coronary Heart Disease in Men," *New England Journal of Medicine* 348, no. 2 (2003): 109–18.

6. M. J. Thun, R. Peto, A. D. Lopez, J. H. Monaco, S. J. Henley, C.W.J. Heath, et al., "Alcohol Consumption and Mortality Among Middle-Aged and Elderly U.S. Adults," *New England Journal of Medicine* 337, no. 24 (1997): 1705–14.

7. S. M. Zhang, I.-M. Lee, J. E. Manson, N. R. Cook, W. C. Willett, and J. E. Buring, "Alcohol Consumption and Breast Cancer Risk in the Women's Health Study," *American Journal of Epidemiology* 165, no. 6 (2007): 667–76.

8. C. Scoccianti, B. Lauby-Secretan, P. Y. Bello, V. Chajes, and I. Romieu, "Female Breast Cancer and Alcohol Consumption: A Review of the Literature," *American Journal of Preventive Medicine* 46, no. 3 (2014): S16–25.

9. S. Cai, Y. Li, Y. Ding, K. Chen, and M. Jin, "Alcohol Drinking and the Risk of Colorectal Cancer Death: A Meta-analysis," *European Journal of Cancer Prevention* 23, no. 6 (2014): 532–39.

10. C. Pelucchi, C. Galeone, I. Tramacere, V. Bagnardi, E. Negri, F. Islami, et al., "Alcohol Drinking and Bladder Cancer Risk: A Meta-analysis," *Annals of Oncology* 23, no. 6 (2012): 1586–93.

11. M. Rota, E. Pasquali, L. Scotti, C. Pelucchi, I. Tramacere, F. Islami, et al., "Alcohol Drinking and Epithelial Ovarian Cancer Risk. A Systematic Review and Metaanalysis," *Gynecologic Oncology* 125, no. 3 (2012): 758–63.

12. M. Jin, S. Cai, J. Guo, Y. Zhu, M. Li, Y. Yu, et al., "Alcohol Drinking and All Cancer Mortality: A Meta-analysis," *Annals of Oncology* 24, no. 3 (2013): 807–16.

13. A. Britton, A. Singh-Manoux, and M. Marmot, "Alcohol Consumption and Cognitive Function in the Whitehall II Study," *American Journal of Epidemiology* 160, no. 3 (2004): 240–47.

14. A. A. Howard, J. H. Arnsten, and M. N. Gourevitch, "Effect of Alcohol Consumption on Diabetes Mellitus: A Systematic Review," *Annals of Internal Medicine* 140, no. 3 (2004): 211–19.

15. Y. Gepner, R. Golan, I. Harman-Boehm, Y. Henkin, D. Schwarzfuchs, I. Shelef, et al., "Effects of Initiating Moderate Alcohol Intake on Cardiometabolic Risk in Adults with Type 2 Diabetes: A 2-Year Randomized, Controlled Trial," *Annals of Internal Medicine* 163, no. 8 (2015): 569–79.

16. Y. Gepner, Y. Henkin, D. Schwarzfuchs, R. Golan, R. Durst, I. Shelef, et al., "Differential

Effect of Initiating Moderate Red Wine Consumption on 24-h Blood Pressure by Alcohol Dehydrogenase Genotypes: Randomized Trial in Type 2 Diabetes," *American Journal of Hypertension* 29, no. 4 (2016): 476–83.

17. C. B. McFadden, C. M. Brensinger, J. A. Berlin, and R. R. Townsend, "Systemic Review of the Effect of Daily Alcohol Intake on Blood Pressure," *American Journal of Hypertension* 18, no. 2 (2005): 276–86.

18. D. W. Droste, C. Iliescu, M. Vaillant, M. Gantenbein, N. De Bremaeker, C. Lieunard, et al., "A Daily Glass of Red Wine and Lifestyle Changes Do Not Affect Arterial Blood Pressure and Heart Rate in Patients with Carotid Arteriosclerosis After 4 and 20 Weeks," *Cerebrovascular Diseases Extra* 3, no. 1 (2013): 121–29.

19. D. W. Droste, C. Iliescu, M. Vaillant, M. Gantenbein, N. De Bremaeker, C. Lieunard, et al., "A Daily Glass of Red Wine Associated with Lifestyle Changes Independently Improves Blood Lipids in Patients with Carotid Arteriosclerosis: Results from a Randomized Controlled Trial," *Nutrition Journal* 12, no. 1 (2013): 147.

20. S. E. Brien, P. E. Ronksley, B. J. Turner, K. J. Mukamal, and W. A. Ghali, "Effect of Alcohol Consumption on Biological Markers Associated with Risk of Coronary Heart Disease: Systematic Review and Meta-analysis of Interventional Studies," *BMJ* 342 (2011): d636.

21. I. R. White, D. R. Altmann, and K. Nanchahal, "Alcohol Consumption and Mortality: Modelling Risks for Men and Women at Different Ages," *BMJ* 325, no. 7357 (2002): 191.

22. U.S. Department of Health and Human Services and U.S. Department of Agriculture, *2015–2020 Dietary Guidelines for Americans,* 8th ed. (December 2015), appendix 9, https://health.gov/dietaryguidelines/2015/guidelines/appendix-9/.

23. S. Begley, "A Little Alcohol May Not Be Good for You After All," *STAT,* March 22, 2016, https://www.statnews.com/2016/03/22/alcohol-longevity-benefit-challenged.

24. T. Stockwell, J. Zhao, S. Panwar, A. Roemer, T. Naimi, and T. Chikritzhs, "Do 'Moderate' Drinkers Have Reduced Mortality Risk? A Systematic Review and Meta-analysis of Alcohol Consumption and All-Cause Mortality," *Journal of Studies on Alcohol and Drugs* 77, no. 2 (2016): 185–98.

25. Holahan et al., "Late-Life Alcohol Consumption."

26. P. E. Ronksley, S. E. Brien, B. J. Turner, K. J. Mukamal, and W. A. Ghali, "Association of Alcohol Consumption with Selected Cardiovascular Disease Outcomes: A Systematic Review and Meta-analysis," *BMJ* 342 (2011): d671.

27. Britton, Singh-Manoux, and Marmot, "Alcohol Consumption and Cognitive Function."

28. Howard, Arnsten, and Gourevitch, "Effect of Alcohol Consumption on Diabetes Mellitus."

29. Droste et al., "A Daily Glass of Red Wine Associated with Lifestyle Changes Independently Improves Blood Lipids."

30. Gepner, Golan, Harman-Boehm, et al., "Effects of Initiating Moderate Alcohol Intake on Cardiometabolic Risk in Adults with Type 2 Diabetes."

31. Gepner, Henkin, Schwarzfuchs, et al., "Differential Effect of Initiating Moderate Red Wine Consumption on 24-h Blood Pressure."

32. Brien et al., "Effect of Alcohol Consumption on Biological Markers Associated with Risk of Coronary Heart Disease."

33. Anastasia Toufexis, "Why Men Can Outdrink Women," *Time,* June 24, 2001, http://content.time.com/time/magazine/article/0,9171,153672,00.html.

34. P. J. Cook, *Paying the Tab: The Economics of Alcohol Policy* (Princeton, NJ: Princeton University Press; 2007), xiii.

35. Centers for Disease Control and Prevention, "Vital Signs: Binge Drinking Prevalence, Frequency, and Intensity Among Adults — United States, 2010," *Morbidity and Mortality Weekly Report* 61, no. 1 (2012): 14.

36. L. A. Teplin, J. A. Jakubowski, K. M. Abram, N. D. Olson, M. L. Stokes, and L. J. Welty, "Firearm Homicide and Other Causes of Death in Delinquents: A 16-Year Prospective Study," *Pediatrics* 134, no. 1 (2014): 66–73.

37. R. C. Shorey, G. L. Stuart, T. M. Moore, and J. K. McNulty, "The Temporal Relationship Between Alcohol, Marijuana, Angry Affect, and Dating Violence Perpetration: A Daily Diary Study with Female College Students," *Psychology of Addictive Behaviors* 28, no. 2 (2014): 516–23.

38. "Fall Semester — a Time for Parents to Discuss the Risks of College Drinking," National Institute on Alcohol Abuse and Alcoholism, updated October 2016, https://pubs.niaaa.nih.gov/publications/CollegeFactSheet/back_to_collegeFact.htm.

39. A. White and R. Hingson, "The Burden of Alcohol Use: Excessive Alcohol Consumption and Related Consequences Among College Students," *Alcohol Research: Current Reviews* 35, no. 2 (2014): 201.

40. C. Lopez-Quintero, J. Perez de los Cobos, D. S. Hasin, M. Okuda, S. Wang, B. F. Grant, et al., "Probability and Predictors of Transition from First Use to Dependence on Nicotine, Alcohol, Cannabis, and Cocaine: Results of the National Epidemiologic Survey on Alcohol and Related Conditions (NESARC)," *Drug and Alcohol Dependence* 115, nos. 1–2 (2011): 120–30.

41. D. J. Nutt, L. A. King, and L. D. Phillips, "Drug Harms in the UK: A Multicriteria Decision Analysis," *Lancet* 376, no. 9752 (2010): 1558–65.

42. C. O'Leary, S. R. Zubrick, C. L. Taylor, G. Dixon, and C. Bower, "Prenatal Alcohol

Exposure and Language Delay in 2-Year-Old Children: The Importance of Dose and Timing on Risk," *Pediatrics* 123, no. 2 (2009): 547–54.

43. S. Popova, S. Lange, C. Probst, G. Gmel, and J. Rehm, "Estimation of National, Regional, and Global Prevalence of Alcohol Use During Pregnancy and Fetal Alcohol Syndrome: A Systematic Review and Meta-analysis," *Lancet Global Health* 5, no. 3 (2017): e290–99.

44. A. Skogerbo, U. S. Kesmodel, T. Wimberley, H. Stovring, J. Bertrand, N. I. Landro, et al., "The Effects of Low to Moderate Alcohol Consumption and Binge Drinking in Early Pregnancy on Executive Function in 5-Year-Old Children," *BJOG* 119, no. 10 (2012): 1201–10.

45. B. Sood, V. Delaney-Black, C. Covington, B. Nordstrom-Klee, J. Ager, T. Templin, et al., "Prenatal Alcohol Exposure and Childhood Behavior at Age 6 to 7 Years: I. Dose-Response Effect," *Pediatrics* 108, no. 2 (2001): E34.

46. B. L. Anderson, E. P. Dang, R. L. Floyd, R. Sokol, J. Mahoney, and J. Schulkin, "Knowledge, Opinions, and Practice Patterns of Obstetrician-Gynecologists Regarding Their Patients' Use of Alcohol," *Journal of Addiction Medicine* 4, no. 2 (2010): 114–21.

47. E. Oster, *Expecting Better: Why the Conventional Wisdom Is Wrong — and What You Really Need to Know* (New York: Penguin, 2013), xxii.

48. U.S. Department of Health and Human Services and U.S. Department of Agriculture, *2015–2020 Dietary Guidelines for Americans,* appendix 9.

第 8 章　咖啡

1. J. Stromberg, "It's a Myth: There's No Evidence That Coffee Stunts Kids' Growth," Smithsonian.com, December 20, 2013.

2. L. K. Massey and S. J. Whiting, "Caffeine, Urinary Calcium, Calcium Metabolism and Bone," *Journal of Nutrition* 123, no. 9 (1993): 1611–14.

3. R. P. Heaney, "Effects of Caffeine on Bone and the Calcium Economy," *Food and Chemical Toxicology* 40, no. 9 (2002): 1263–70.

4. T. Lloyd, N. J. Rollings, K. Kieselhorst, D. F. Eggli, and E. Mauger, "Dietary Caffeine Intake Is Not Correlated with Adolescent Bone Gain," *Journal of the American College of Nutrition* 17, no. 5 (1998): 454–57.

5. P. T. Packard and R. R. Recker, "Caffeine Does Not Affect the Rate of Gain in Spine Bone in Young Women," *Osteoporosis International* 6, no. 2 (1996): 149–52.

6. Y. Zhang, A. Coca, D. J. Casa, J. Antonio, J. M. Green, and P. A. Bishop, "Caffeine and Diuresis During Rest and Exercise: A Meta-analysis,"*Journal of Science and Medicine in Sport* 18, no. 5 (2015): 569–74.

7. C. H. Ruxton and V. A. Hart, "Black Tea Is Not Significantly Different from Water in

the Maintenance of Normal Hydration in Human Subjects: Results from a Randomised Controlled Trial," *British Journal of Nutrition* 106, no. 4 (2011): 588–95.

8. A. C. Grandjean, K. J. Reimers, K. E. Bannick, and M. C. Haven, "The Effect of Caffeinated, Non-caffeinated, Caloric and Non-caloric Beverages on Hydration," *Journal of the American College of Nutrition* 19, no. 5 (2000):591–600.

9. Aaron E. Carroll, "More Consensus on Coffee's Effect on Health Than You Might Think," *Upshot* (blog), *New York Times,* May 11, 2015, https://www.nytimes.com/2015/05/12/upshot/more-consensus-on-coffees-benefits-thanyou-might-think.html.

10. M. Ding, S. N. Bhupathiraju, A. Satija, R. M. van Dam, and F. B. Hu, "Long-Term Coffee Consumption and Risk of Cardiovascular Disease: A Systematic Review and a Dose-Response Meta-analysis of Prospective Cohort Studies," *Circulation* 129, no. 6 (2014): 643–59.

11. S. C. Larsson and N. Orsini, "Coffee Consumption and Risk of Stroke: A Dose-Response Meta-analysis of Prospective Studies," *American Journal of Epidemiology* 174, no. 9 (2011): 993–1001.

12. B. Kim, Y. Nam, J. Kim, H. Choi, and C. Won, "Coffee Consumption and Stroke Risk: A Meta-analysis of Epidemiologic Studies," *Korean Journal of Family Medicine* 33, no. 6 (2012): 356–65.

13. E. Mostofsky, M. S. Rice, E. B. Levitan, and M. A. Mittleman, "Habitual Coffee Consumption and Risk of Heart Failure: A Dose-Response Meta-analysis," *Circulation: Heart Failure* 5, no. 4 (2012): 401–5.

14. S. C. Larsson and A. Wolk, "Coffee Consumption and Risk of Liver Cancer: A Meta-analysis," *Gastroenterology* 132, no. 5 (2007): 1740–45.

15. L.-X. Sang, B. Chang, X.-H. Li, and M. Jiang, "Consumption of Coffee Associated with Reduced Risk of Liver Cancer: A Meta-analysis," *BMC Gastroenterology* 13, no. 1 (2013): 1–13.

16. F. Bravi, C. Bosetti, A. Tavani, S. Gallus, and C. La Vecchia, "Coffee Reduces Risk for Hepatocellular Carcinoma: An Updated Meta-analysis," *Clinical Gastroenterology and Hepatology* 11, no. 11 (2013): 1413–21.e1.

17. C.-H. Park, S.-K. Myung, T.-Y. Kim, H. G. Seo, Y.-J. Jeon, Y. Kim, et al., "Coffee Consumption and Risk of Prostate Cancer: A Metaanalysis of Epidemiological Studies," *BJU International* 106, no. 6 (2010): 762–69.

18. A. Discacciati, N. Orsini, and A. Wolk, "Coffee Consumption and Risk of Nonaggressive, Aggressive and Fatal Prostate Cancer — A Dose-Response Meta-analysis," *Annals of Oncology* 25, no. 3 (2014): 584–91.

19. W. Jiang, Y. Wu, and X. Jiang, "Coffee and Caffeine Intake and Breast Cancer Risk:

An Updated Dose-Response Meta-analysis of 37 Published Studies," *Gynecologic Oncology* 129, no. 3 (2013): 620–29.

20. N. Tang, B. Zhou, B. Wang, and R. Yu, "Coffee Consumption and Risk of Breast Cancer: A Metaanalysis," *American Journal of Obstetrics and Gynecology* 200, no. 3 (2009): 290.e1–9.

21. N. Tang, Y. Wu, J. Ma, B. Wang, and R. Yu, "Coffee Consumption and Risk of Lung Cancer: A Meta-analysis," *Lung Cancer* 67, no. 1 (2010): 17–22.

22. X. Yu, Z. Bao, J. Zou, and J. Dong, "Coffee Consumption and Risk of Cancers: A Meta-analysis of Cohort Studies," *BMC Cancer* 11, no. 1 (2011): 1–11.

23. S. Saab, D. Mallam, G. A. Cox, and M. J. Tong, "Impact of Coffee on Liver Diseases: A Systematic Review," *Liver International* 34, no. 4 (2014): 495–504.

24. H. Qi and S. Li, "Dose-Response Meta-analysis on Coffee, Tea and Caffeine Consumption with Risk of Parkinson's Disease," *Geriatrics & Gerontology International* 14, no. 2 (2014): 430–39.

25. L. Arab, F. Khan, and H. Lam, "Epidemiologic Evidence of a Relationship Between Tea, Coffee, or Caffeine Consumption and Cognitive Decline," *Advances in Nutrition* 4, no. 1 (2013): 115–22.

26. C. Santos, J. Costa, J. Santos, A. Vaz-Carneiro, and N. Lunet, "Caffeine Intake and Dementia: Systematic Review and Meta-analysis," *Journal of Alzheimer's Disease* 20, suppl. 1 (2010): S187–204.

27. R. M. van Dam and F. B. Hu, "Coffee Consumption and Risk of Type 2 Diabetes: A Systematic Review," *JAMA* 294, no. 1 (2005): 97–104.

28. M. Ding, S. N. Bhupathiraju, M. Chen, R. M. van Dam, and F. B Hu, "Caffeinated and Decaffeinated Coffee Consumption and Risk of Type 2 Diabetes: A Systematic Review and a Dose-Response Meta-analysis," *Diabetes Care* 37, no. 2 (2014): 569–86.

29. Y. Je and E. Giovannucci, "Coffee Consumption and Total Mortality: A Meta-analysis of Twenty Prospective Cohort Studies," *British Journal of Nutrition* 111, no. 7 (2014): 1162–73.

30. Y. Zhao, K. Wu, J. Zheng, R. Zuo, and D. Li, "Association of Coffee Drinking with All-Cause Mortality: A Systematic Review and Meta-analysis," *Public Health Nutrition* 18, no. 7 (2015): 1282–91.

31. Ding, Bhupathiraju, Chen, et al., "Caffeinated and Decaffeinated Coffee Consumption."

32. M. Noordzij, C. S. Uiterwaal, L. R. Arends, F. J. Kok, D. E. Grobbee, and J. M. Geleijnse, "Blood Pressure Response to Chronic Intake of Coffee and Caffeine: A Meta-analysis of Randomized Controlled Trials," *Journal of Hypertension* 23, no. 5 (2005): 921–28.

33. A. E. Mesas, L. M. Leon-Mu驷z, F. Rodriguez-Artalejo, and E. Lopez-Garcia, "The Effect of Coffee on Blood Pressure and Cardiovascular Disease in Hypertensive Individuals: A Systematic Review and Meta-analysis," *American Journal of Clinical Nutrition* 94, no. 4 (2011): 1113–26.

34. M. Steffen, C. Kuhle, D. Hensrud, P. J. Erwin, and M. H. Murad, "The Effect of Coffee Consumption on Blood Pressure and the Development of Hypertension: A Systematic Review and Meta-analysis," *Journal of Hypertension* 30, no. 12 (2012): 2245–54.

35. L. Cai, D. Ma, Y. Zhang, Z. Liu, and P. Wang, "The Effect of Coffee Consumption on Serum Lipids: A Meta-analysis of Randomized Controlled Trials," *European Journal of Clinical Nutrition* 66, no. 8 (2012): 872–77.

36. S. H. Jee, J. He, L. J. Appel, P. K. Whelton, I. Suh, and M. J. Klag, "Coffee Consumption and Serum Lipids: A Meta-analysis of Randomized Controlled Clinical Trials," *American Journal of Epidemiology* 153, no. 4 (2001): 353–62.

37. U.S. Department of Health and Human Services and U.S. Department of Agriculture, *2015–2020 Dietary Guidelines for Americans,* 8th ed. (December 2015), https://health. gov/dietaryguidelines/2015/guidelines/.

38. L. Fenster, A. E. Hubbard, S. H. Swan, G. C. Windham, K. Waller, R. A. Hiatt, et al., "Caffeinated Beverages, Decaffeinated Coffee, and Spontaneous Abortion," *Epidemiology* 8, no. 5 (1997): 515–23.

39. L. Chen, E. M. Bell, M. L. Browne, C. M. Druschel, and P. A. Romitti, "Exploring Maternal Patterns of Dietary Caffeine Consumption Before Conception and During Pregnancy," *Maternal and Child Health Journal* 18, no. 10 (2014): 2446–55.

40. G. M. Buck Louis, K. J. Sapra, E. F. Schisterman, C. D. Lynch, J. M. Maisog, K. L. Grantz, et al., "Lifestyle and Pregnancy Loss in a Contemporary Cohort of Women Recruited Before Conception: The LIFE Study," *Fertility and Sterility* 106, no. 1 (2016): 180–88.

41. J. D. Peck, A. Leviton, and L. D. Cowan, "A Review of the Epidemiologic Evidence Concerning the Reproductive Health Effects of Caffeine Consumption: A 2000–2009 Update," *Food and Chemical Toxicology* 48, no. 10 (2010): 2549–76.

42. S. Jahanfar and S. H. Jaafar, "Effects of Restricted Caffeine Intake by Mother on Fetal, Neonatal and Pregnancy Outcomes," *Cochrane Database of Systematic Reviews,* no. 6 (2015).

43. World Health Organization, International Agency for Research on Cancer, "IARC Monographs Evaluate Drinking Coffee, Maté, and Very Hot Beverages," press release, June 15, 2016, https://www.iarc.fr/en/media-centre/pr/2016/pdfs/pr244_E.pdf.

第 9 章　无糖汽水

1. A. E. Carroll, "The Evidence Supports Artificial Sweeteners over Sugar," *Upshot* (blog), *New York Times,* July 27, 2015, https://www.nytimes.com/2015/07/28/upshot/the-

evidence-supports-artificial-sweeteners-over-sugar.html.

2. C. E. Kearns, L. A. Schmidt, and S. A. Glantz, "Sugar Industry and Coronary Heart Disease Research: A Historical Analysis of Internal Industry Documents," *JAMA Internal Medicine* 176, no. 11 (2016): 1680–85.

3. R. B. McGandy, D. M. Hegsted, and F. J. Stare, "Dietary Fats, Carbohydrates and Atherosclerotic Vascular Disease," pt. 1, *New England Journal of Medicine* 277, no. 4 (1967): 186–92; ibid., pt. 2, *New England Journal of Medicine* 277, no. 5 (1967): 245–47.

4. Q. Yang, Z. Zhang, E. W. Gregg, W. Flanders, R. Merritt, and F. B. Hu, "Added Sugar Intake and Cardiovascular Diseases Mortality Among US Adults," *JAMA Internal Medicine* 174, no. 4 (2014): 516–24.

5. L. A. Schmidt, "New Unsweetened Truths About Sugar," *JAMA Internal Medicine* 174, no. 4 (2014): 525–26.

6. R. H. Lustig, K. Mulligan, S. M. Noworolski, V. W. Tai, M. J. Wen, A. Erkin-Cakmak, et al., "Isocaloric Fructose Restriction and Metabolic Improvement in Children with Obesity and Metabolic Syndrome," *Obesity* 24, no. 2 (2016): 453–60.

7. R. B. Ervin, B. K. Kit, M. D. Carroll, and C. L. Ogden, "Consumption of Added Sugar Among U.S. Children and Adolescents, 2005–2008" (National Center for Health Statistics, Data Brief No. 87, March 2012), https://www.cdc.gov/nchs/data/databriefs/db87.pdf.

8. R. B. Ervin and C. L. Ogden, "Consumption of Added Sugars Among U.S. Adults, 2005–2010" (National Center for Health Statistics, Data Brief No. 122, May 2013), https://www.cdc.gov/nchs/data/databriefs/db122.pdf.

9. C. L. Ogden, B. K. Kit, M. D. Carroll, and S. Park, "Consumption of Sugar Drinks in the United States, 2005–2008" (National Center for Health Statistics, Data Brief No. 71, August 2013), https://www.cdc.gov/nchs/data/databriefs/db71.pdf.

10. L. Te Morenga, S. Mallard, and J. Mann, "Dietary Sugars and Body Weight: Systematic Review and Meta-analyses of Randomised Controlled Trials and Cohort Studies," *BMJ* 346 (2013): e7492.

11. S. Basu, P. Yoffe, N. Hills, and R. H. Lustig, "The Relationship of Sugar to Population-Level Diabetes Prevalence: An Econometric Analysis of Repeated Cross-Sectional Data," *PLOS ONE* 8, no. 2 (2013): e57873.

12. "Artificial Sweeteners and Cancer," National Cancer Institute, reviewed August 5, 2009, https://www.cancer.gov/about-cancer/causes-prevention/risk/diet/artificial-sweeteners-fact-sheet.

13. M. R. Weihrauch and V. Diehl, "Artificial Sweeteners — Do They Bear a Carcinogenic Risk?," *Annals of Oncology* 15, no. 10 (2004): 1460–65.

14. S. Fukushima, M. Arai, J. Nakanowatari, T. Hibino, M. Okuda, and N. Ito, "Differences in Susceptibility to Sodium Saccharin Among Various Strains of Rats and Other Animal Species," *Gann* 74, no. 1 (1983): 8–20.

15. Weihrauch and Diehl, "Artificial Sweeteners."

16. B. Armstrong and R. Doll, "Bladder Cancer Mortality in England and Wales in Relation to Cigarette Smoking and Saccharin Consumption," *British Journal of Preventive & Social Medicine* 28, no. 4 (1974): 233–40.

17. O. M. Jensen and C. Kamby, "Intra-Uterine Exposure to Saccharin and Risk of Bladder Cancer in Man," *International Journal of Cancer* 29, no. 5 (1982): 507–9.

18. H. A. Risch, J. D. Burch, A. B. Miller, G. B. Hill, R. Steele, and G. R. Howe, "Dietary Factors and the Incidence of Cancer of the Urinary Bladder," *American Journal of Epidemiology* 127, no. 6 (1988): 1179–91.

19. J. W. Olney, N. B. Farber, E. Spitznagel, and L. N. Robins, "Increasing Brain Tumor Rates: Is There a Link to Aspartame?," *Journal of Neuropathology & Experimental Neurology* 55, no. 11 (1996): 1115–23.

20. J. G. Gurney, J. M. Pogoda, E. A. Holly, S. S. Hecht, and S. Preston-Martin, "Aspartame Consumption in Relation to Childhood Brain Tumor Risk: Results from a Case-Control Study," *Journal of the National Cancer Institute* 89, no. 14 (1997): 1072–74.

21. U. Lim, A. F. Subar, T. Mouw, P. Hartge, L. M. Morton, R. Stolzenberg-Solomon, et al., "Consumption of Aspartame-Containing Beverages and Incidence of Hematopoietic and Brain Malignancies," *Cancer Epidemiology, Biomarkers & Prevention* 15, no. 9 (2006): 1654–59.

22. M. Soffritti, F. Belpoggi, D. Degli Esposti, and L. Lambertini, "Aspartame Induces Lymphomas and Leukaemias in Rats," *European Journal of Oncology* 10, no. 2 (2005): 107–16.

23. P. A. Spiers, L. Sabounjian, A. Reiner, D. K. Myers, J. Wurtman, and D. L. Schomer, "Aspartame: Neuropsychologic and Neurophysiologic Evaluation of Acute and Chronic Effects," *American Journal of Clinical Nutrition* 68, no. 3 (1998): 531–37.

24. B. A. Shaywitz, C. M. Sullivan, G. M. Anderson, S. M. Gillespie, B. Sullivan, and S. E. Shaywitz, "Aspartame, Behavior, and Cognitive Function in Children with Attention Deficit Disorder," *Pediatrics* 93, no. 1 (1994): 70–75.

25. B. A. Magnuson, G. A. Burdock, J. Doull, R. M. Kroes, G. M. Marsh, M. W. Pariza, et al., "Aspartame: A Safety Evaluation Based on Current Use Levels, Regulations, and Toxicological and Epidemiological Studies," *Critical Reviews in Toxicology* 37, no. 8 (2007): 629–727.

26. J. Suez, T. Korem, D. Zeevi, G. Zilberman-Schapira, C. A. Thaiss, O. Maza, et al.,

"Artificial Sweeteners Induce Glucose Intolerance by Altering the Gut Microbiota," *Nature* 514, no. 7521 (2014): 181–86.

27. S. P. Fowler, K. Williams, R. G. Resendez, K. J. Hunt, H. P. Hazuda, and M. P. Stern, "Fueling the Obesity Epidemic? Artificially Sweetened Beverage Use and Long-Term Weight Gain," *Obesity* 16, no. 8 (2008): 1894–1900.

28. C. W. Chia, M. Shardell, T. Tanaka, D. D. Liu, K. S. Gravenstein, E. M. Simonsick, et al., "Chronic Low-Calorie Sweetener Use and Risk of Abdominal Obesity Among Older Adults: A Cohort Study," *PLOS ONE* 11, no. 11 (2016): e0167241.

29. M. A. Pereira, "Diet Beverages and the Risk of Obesity, Diabetes, and Cardiovascular Disease: A Review of the Evidence," *Nutrition Reviews* 71, no. 7 (2013): 433–40.

30. D. F. Tate, G. Turner-McGrievy, E. Lyons, J. Stevens, K. Erickson, K. Polzien, et al., "Replacing Caloric Beverages with Water or Diet Beverages for Weight Loss in Adults: Main Results of the Choose Healthy Options Consciously Everyday (CHOICE) Randomized Clinical Trial," *American Journal of Clinical Nutrition* 95, no. 3 (2012): 555–63.

31. P. E. Miller and V. Perez, "Low-Calorie Sweeteners and Body Weight and Composition: A Meta-analysis of Randomized Controlled Trials and Prospective Cohort Studies," *American Journal of Clinical Nutrition* 100, no. 3 (2014): 765–77.

32. P. Rosenthal, "Fading Diet Pepsi Brings Back Sweetener That Sickens Rats but Tastes Better," *Chicago Tribune,* June 28, 2016, http://www.chicagotribune.com/business/ct-rosenthal-diet-pepsi-aspartame-rats-0628-biz-20160627-column.html.

第 10 章　味精

1. A. J. Wakefield, S. H. Murch, A. Anthony, J. Linnell, D. M. Casson, M. Malik, et al., "RETRACTED: Ileal-Lymphoid-Nodular Hyperplasia, Non-specific Colitis, and Pervasive Developmental Disorder in Children," *Lancet* 351, no. 9103 (1998): 637–41.

2. B. Deer, "How the Case Against the MMR Vaccine Was Fixed," *BMJ* 342 (2011): c5347.

3. A. E. Carroll, "JAMA Forum: When Good Science Doesn't Sway Minds, It's Time to Move On," *@newsatJAMA* (blog), *JAMA,* May 6, 2015, https://newsatjama.jama.com/2015/05/06/jama-forum-when-good-science-doesnt-sway-minds-its-time-to-move-on/.

4. L. C. Dolan, R. A. Matulka, and G. A. Burdock, "Naturally Occurring Food Toxins," *Toxins* 2, no. 9 (2010): 2289–2332.

5. Food Babe, "Watch Out for This Carcinogen in Your Organic Food," last updated February 24, 2015, http://foodbabe.com/2012/05/22/watch-out-for-this-carcinogen-in-your-organic-food.

6. Food Babe, "BREAKING: Major Company Removing Controversial Ingredient

Carrageenan Because Of You!," August 19, 2014, http://foodbabe.com/2014/08/19/breaking-major-company-removing-controversial-ingredient-carrageenan-because-of-you.

7. "List of Classifications," World Health Organization, International Agency for Research on Cancer, http://monographs.iarc.fr/ENG/Classification/.

8. Food Babe, "The One Thing Subway Is Still Hiding from All of Us!," February 7, 2014, http://foodbabe.com/2014/02/07/subway-update/.

9. Food Babe, "Subway: Stop Using Dangerous Chemicals In Your Bread," n.d., http://foodbabe.com/subway/.

10. Robert Ho Man Kwok, "Chinese-Restaurant Syndrome," letter, *New England Journal of Medicine* 278, no. 14 (1968): 796.

11. R. D. Lyons, "Chinese Restaurant Syndrome Puzzles Doctors," *New York Times,* May 19, 1968, 68.

12. I. Mosby, " 'That Won-Ton Soup Headache': The Chinese Restaurant Syndrome, MSG and the Making of American Food, 1968–1980," *Social History of Medicine* 22, no. 1 (2009): 133–51.

13. P. L. Raymer, "That Won-Ton Soup Headache," *New York Times,* April 20, 1977, http://www.nytimes.com/1977/04/20/archives/westchester-weekly-that-wonton-soup-headache.html.

14. J. W. Olney, "Brain Lesions, Obesity, and Other Disturbances in Mice Treated with Monosodium Glutamate," *Science* 164, no. 3880 (1969):719.

15. H. Ohguro, H. Katsushima, I. Maruyama, T. Maeda, S. Yanagihashi, T. Metoki, et al., "A High Dietary Intake of Sodium Glutamate as Flavoring (Ajinomoto) Causes Gross Changes in Retinal Morphology and Function," *Experimental Eye Research* 75, no. 3 (2002): 307–15.

16. "Questions and Answers on Monosodium Glutamate (MSG)," U.S. Food and Drug Administration, November 19, 2012, https://www.fda.gov/Food/IngredientsPackagingLabeling/FoodAdditivesIngredients/ucm328728.htm.

17. C. Agostoni, B. Carratù, C. Boniglia, A. M. Lammardo, E. Riva, and E. Sanzini, "Free Glutamine and Glutamic Acid Increase in Human Milk Through a Three-Month Lactation Period," *Journal of Pediatric Gastroenterology and Nutrition* 31, no. 5 (2000): 508–12.

18. K. W. Chin, M. M. Garriga, and D. D. Metcalfe, "The Histamine Content of Oriental Foods," *Food and Chemical Toxicology* 27, no. 5 (1989): 283–87.

19. L. Tarasoff and M. F. Kelly, "Monosodium L-glutamate: A Double-Blind Study and Review," *Food and Chemical Toxicology* 31, no. 12 (1993): 1019–35.

20. R. K. Woods, J. M. Weiner, F. Thien, M. Abramson, and E. H. Walters, "The Effects

of Monosodium Glutamate in Adults with Asthma Who Perceive Themselves to Be Monosodium Glutamate-Intolerant," *Journal of Allergy and Clinical Immunology,* pt. 1, 101, no. 6 (1998): 762–71.

21. K. M. Woessner, R. A. Simon, and D. D. Stevenson, "Monosodium Glutamate Sensitivity in Asthma," *Journal of Allergy and Clinical Immunology,* pt. 1, 104, no. 2 (1999): 305–10.

22. R. S. Geha, A. Beise, C. Ren, R. Patterson, P. A. Greenberger, L. C. Grammer, et al., "Multicenter, Double-Blind, Placebo-Controlled, Multiple-Challenge Evaluation of Reported Reactions to Monosodium Glutamate," *Journal of Allergy and Clinical Immunology* 106, no. 5 (2000):973–80.

第 11 章　非有机食品

1. National Organic Program, "Organic Production and Handling Standards" (U.S. Department of Agriculture, October 2002; updated October 2011), https://www.ams. usda.gov/sites/default/files/media/Organic%20Production-Handling%20Standards.pdf.

2. A. Carlson, "Investigating Retail Price Premiums for Organic Foods," *Amber Waves,* May 24, 2016, https://www.ers.usda.gov/amberwaves/2016/may/investigating-retail-price-premiums-for-organic-foods/.

3. C. Smith-Spangler, M. L. Brandeau, G. E. Hunter, J. C. Bavinger, M. Pearson, P. J. Eschbach, et al., "Are Organic Foods Safer or Healthier Than Conventional Alternatives? A Systematic Review," *Annals of Internal Medicine* 157, no. 5 (2012): 348–66.

4. M. Baranski, D. Srednicka-Tober, N. Volakakis, C. Seal, R. Sanderson, G. B. Stewart, et al., "Higher Antioxidant and Lower Cadmium Concentrations and Lower Incidence of Pesticide Residues in Organically Grown Crops: A Systematic Literature Review and Meta-analyses," *British Journal of Nutrition* 112, no. 5 (2014): 794–811.

5. Newcastle University, "Organic vs Non-organic Food," press release, October 8, 2015, http://www.ncl.ac.uk/press/news/2015/10/organicvsnon-organicfood/.

6. "Antioxidants," MedlinePlus, National Library of Medicine, last updated May 5, 2017, https://medlineplus.gov/antioxidants.html.

7. I. M. Lee, N. R. Cook, J. M. Gaziano, D. Gordon, P. M. Ridker, J. E. Manson, et al., "Vitamin E in the Primary Prevention of Cardiovascular Disease and Cancer: The Women's Health Study; A Randomized Controlled Trial," *JAMA* 294, no. 1 (2005): 56–65.

8. The HOPE and HOPE-TOO Trial Investigators, "Effects of Long-Term Vitamin E Supplementation on Cardiovascular Events and Cancer: A Randomized Controlled Trial," *JAMA* 293, no. 11 (2005): 1338–47.

9. GISSI-Prevenzione Investigators, "Dietary Supplementation with n-3 Polyunsaturated

Fatty Acids and Vitamin E After Myocardial Infarction: Results of the GISSI-Prevenzione Trial," *Lancet* 354, no. 9177 (1999): 447–55.

10. C. H. Hennekens, J. E. Buring, J. E. Manson, M. Stampfer, B. Rosner, N. R. Cook, et al., "Lack of Effect of Long-Term Supplementation with Beta Carotene on the Incidence of Malignant Neoplasms and Cardiovascular Disease," *New England Journal of Medicine* 334, no. 18 (1996): 1145–49.

11. N. R. Cook, C. M. Albert, J. M. Gaziano, E. Zaharris, J. MacFadyen, E. Danielson, et al., "A Randomized Factorial Trial of Vitamins C and E and Beta Carotene in the Secondary Prevention of Cardiovascular Events in Women: Results from the Women's Antioxidant Cardiovascular Study," *Archives of Internal Medicine* 167, no. 15 (2007): 1610–18.

12. S. Hercberg, P. Galan, P. Preziosi, S. Bertrais, L. Mennen, D. Malvy, et al. "The SU.VI.MAX Study: A Randomized, Placebo-Controlled Trial of the Health Effects of Antioxidant Vitamins and Minerals," *Archives of Internal Medicine* 164, no. 21 (2004): 2335–42.

13. T. Haspel, "Is Organic Agriculture Really Better for the Environment?," *Washington Post,* May 14, 2016.

14. C. Wilcox, "Mythbusting 101: Organic Farming > Conventional Agriculture," *Science Sushi* (blog), *Scientific American,* July 18, 2011, https://blogs.scientificamerican.com/science-sushi/httpblogsscientificamericancomsciencesushi20110718mythbusting-101-organic-farming-conventional-agriculture/.

15. P. Caboni, T. B. Sherer, N. Zhang, G. Taylor, H. M. Na, J. T. Greenamyre, et al., "Rotenone, Deguelin, Their Metabolites, and the Rat Model of Parkinson's Disease," *Chemical Research in Toxicology* 17, no. 11, (2004): 1540–48.

16. "Organic Market Overview," U.S. Department of Agriculture, Economic Research Service, last updated April 4, 2017, https://www.ers.usda.gov/topics/natural-resources-environment/organic-agriculture/organic-market-overview/.

17. K. Heinze, "European Organic Market Grew to More Than 26 Billion Euros in 2014," *Organic-market.info,* February 23, 2016, http://organic-market.info/news-in-brief-and-reports-article/european-organic-market-grew-to-morethan-26-billion-euros-in-2014.html.

结语

1. S. Bowen, S. Elliott, and J. Brenton, "The Joy of Cooking?," *Contexts* 13, no. 3 (2014): 20–25.

2. A. E. Carroll, "Obesity Interventions Can Improve More Than Just Body Mass Index," *JAMA Pediatrics* 167, no. 11 (2013): 1002–3.